中华护理学会科普系列丛书

常见灾害
自救与互救
知识问答

主　编　吴欣娟　张素秋　胡少华

执行主编　胡晋平　宋江莉

人民卫生出版社

·北京·

图书在版编目（CIP）数据

常见灾害自救与互救知识问答 / 吴欣娟，张素秋，胡少华主编 . -- 北京：人民卫生出版社，2024.10.
（中华护理学会科普系列丛书）. -- ISBN 978-7-117-36811-7

Ⅰ. X4-44

中国国家版本馆 CIP 数据核字第 2024AN5828 号

人卫智网	**www.ipmph.com**	医学教育、学术、考试、健康，购书智慧智能综合服务平台
人卫官网	**www.pmph.com**	人卫官方资讯发布平台

中华护理学会科普系列丛书
常见灾害自救与互救知识问答
Zhonghua Huli Xuehui Kepu Xilie Congshu
Changjian Zaihai Zijiu yu Hujiu Zhishi Wenda

主　　编：吴欣娟　张素秋　胡少华
出版发行：人民卫生出版社（中继线 010-59780011）
地　　址：北京市朝阳区潘家园南里 19 号
邮　　编：100021
E - mail：pmph @ pmph.com
购书热线：010-59787592　010-59787584　010-65264830
印　　刷：北京顶佳世纪印刷有限公司
经　　销：新华书店
开　　本：710 × 1000　1/16　　印张：14
字　　数：175 千字
版　　次：2024 年 10 月第 1 版
印　　次：2024 年 11 月第 1 次印刷
标准书号：ISBN 978-7-117-36811-7
定　　价：79.00 元

打击盗版举报电话：010-59787491　E-mail：WQ @ pmph.com
质量问题联系电话：010-59787234　E-mail：zhiliang @ pmph.com
数字融合服务电话：4001118166　　E-mail：zengzhi @ pmph.com

编委会

主　　编　吴欣娟　张素秋　胡少华
执行主编　胡晋平　宋江莉
副 主 编　吴军玲　李　丽　赵雪红　符　敏
编　　者（按姓氏笔画排序）

王　婷（安徽医科大学第一附属医院）

王世荣（本溪市中心医院）

王亚玲（陆军特色医学中心）

王兴蕾（山东大学第二医院）

王洪艳（呼伦贝尔市人民医院）

王淑芹（首都医科大学附属北京朝阳医院）

方　亮（南昌大学第二附属医院）

汉瑞娟（联勤保障部队第九四〇医院）

刘　钢（安徽医科大学第一附属医院）

刘　蕾（合肥市第四人民医院）

李　丽（中南大学湘雅医院）

李　波（大连市友谊医院）

李　靖（首都医科大学附属北京天坛医院）

李　鑫（四川省医学科学院·四川省人民医院）

李心群（温州医科大学附属第一医院）

李雪芹（南昌大学第二附属医院）

杨　起（广西壮族自治区人民医院）

杨斐敏（浙江大学医学院附属邵逸夫医院）

吴军玲（应急总医院）

吴欣娟（北京协和医院）

宋江莉（中华护理学会）

张建荣（东莞市厚街医院）

张素秋（中国中医科学院广安门医院）

张慧琳（中南大学湘雅二医院）

陈　倩（郑州大学第一附属医院）

陈丽娟（应急总医院）

陈秋菊（南京鼓楼医院）

陈洪娇（海南医科大学第一附属医院）

周晓华（广州市红十字会医院）

赵雪红（浙江大学医学院附属第一医院）

胡少华（安徽医科大学第一附属医院）

胡晋平（北京大学第三医院）

钟　娟（广西医科大学第一附属医院）

项雪莲（内蒙古自治区人民医院）

夏泽燕（东南大学附属中大医院）

郭　霞（潍坊市人民医院）

常　浩（安徽医科大学第一附属医院）

符　敏（安徽医科大学第一附属医院）

康　黎（云南省第一人民医院）

序

　　生命如花般绚烂，也如花般脆弱。灾害的暴发，一次又一次重创着我们的家园，给人们留下无尽的伤痛。我国是世界上自然灾害严重的国家之一，台风、洪水内涝、山体滑坡、地震给人民群众生命、财产安全，社会发展等方面造成了重大损失。随着现代化建设和社会经济的不断发展，矿难事故、车祸事故、火灾事故、爆炸事故的发生率和致死率也随之上升。同时，人口的增长、工业的发展、能源的开发，食品污染事件、新发传染病等公共卫生事件频频出现，对社会及医院应对突发公共卫生事件提出了重大挑战。

　　灾情就是命令，时间就是生命。无论是在大自然排山倒海的磅礴伟力面前，还是在新发传染病的无情肆虐面前，灾害应急救援都是保障人民群众生命安全、减轻灾害损失的重要手段。然而不可忽视的是，基于灾害的特性，灾害应急救援呈现出"突发性强、时间紧迫""任务繁杂、综合性强""情况复杂、救治难度大"等特点，因此，救援固然重要，自救更需要提倡，公众的自救是第一时间所能实施的切实有效的宝贵手段。在第一时间展开自救互救，充分利用好黄金救援时间，可避免被动等待外援；同时，民众自救互救行动为外界救援力量提供现场救援所需信息，缓解了外界力量介入后的救援救治难度，减轻外界力量救援负担，有效提高救援效率，保护人民群众生命安全。

　　国务院印发《"十四五"国家应急体系规划》，指出要全面贯彻落实习近平总书记关于应急管理工作的重要指示，积极推进应急管理体系和能力现代化。主要任务之一就是进行灾害科普精品工程建设,包括利用传统媒体、网站和新媒体平台等载体,面向不同社会群体开发推广应急科普教材、读物、短视频等,提升全民自救互救能力。基于此,我们迫切需要一本集理论和实践于一体的关于灾害自救互救的科普书籍,来指导广大公众和各类人员的灾害自救互救。

由专业人员编写的《常见灾害自救与互救知识问答》正是满足了这一要求。该书作为中华护理学会科普系列丛书之一,文字简练,图文并茂,实用性强,不失为一本值得推荐的灾害自救互救科普读物。在编写过程中,编委团队采纳多方反馈意见,不断调整和修改,反复推敲、论证此书的针对性和实效性,最大限度地体现了灾害自救互救的重要意义。在内容编排上,以生动的案例导入,通过问答形式,加深理解记忆,既有概念知识的理论支撑,也有实用技术的经验分享,凸显了对特殊人群和灾后心理建设的关注,凝聚了更广阔的行业智慧,释放了灾害自救互救的新潜能。

科学性、实用性、趣味性,是我们通过这本书提供给公众的专业依靠。其更深广的意义是,让公众掌握更多自救互救技能后,变被动为主动,增强自信心,激发全民灾害救援的意识和能力,对受灾人员实施救援的同时,唤醒人文关怀的暖意。在阅读本书的同时,亦能从中感受到我国灾害护理专业人员提升公众灾害护理应急救援能力的决心和努力。

吴欣娟

2024 年 8 月

前言

人类文明史的进程,可以说是一个与各种灾害相抗衡、与大自然相适应的艰难历程。只有更多地掌握与灾害斗争的武器,增强抵御灾害的能力,在构建人类命运共同体的伟大事业中,人类才能取得更大的胜利。《"十四五"国家综合防灾减灾规划》指出,强化全灾种全链条防范应对,增强全民防灾减灾意识,切实减少人员伤亡和财产损失。

本书围绕各种灾害事件,紧扣提升全民灾害应对素养培养目标,兼顾科学性、实用性、趣味性,全书共九章。第一章"绪论"从医学救援模式角度介绍了灾前、灾中、灾后各阶段的重要性和涵盖内容。第二章"自然灾害救援"、第三章"公共卫生事件救援"、第四章"事故灾害救援"、第五章"社会安全事件救援"分别从灾害事件的危害、预防、应急处置及康复指导等方面进行介绍。第六章"灾害救援常见技术"详细阐明了灾害救援中的一些必备急救知识,以及常用操作技能的实施方法、基本要求和注意事项等。第七章"灾后心理疾病防治"、第八章"灾后特殊人群照护"和第九章"灾后卫生防疫"介绍了灾后心理创伤的救援方法,对孕产妇、儿童、老年人等特殊群体的照护,以及传染病防治、营养支持和公共卫生管理相关内容。

结构上,本书设置了案例导入,引导读者了解各类灾害事件。内容上,本书融入了当前国内外灾害护理的发展现状及最新指南内容。板块上,本书设立了拓展阅读和数字资源,正文采用问答的形式,帮助读者把握灾害救援最新动态,提高读者灾害救援实践能力。本书坚持正确的政治方向和价值导向,力求将灾害救援的应用型知识与公众的实际需求融合在一起。本书既可作为公众乃至社会灾害救援教学及培训的范本,亦可作为各类人群灾难预防及救援的应急自救手册。

本书编者均来自全国高等医药院校及医疗机构,具有较高的学术水平和丰富的灾害救援经验。在编写过程中,编写团队参考了大量国内外学术专著、相关文献及教科书,最大限度地保证了图书内容的真实性、前沿性和实践性。限于水平,本书难免有疏漏和不当之处,敬请广大读者指正。

吴欣娟　张素秋　胡少华

2024 年 6 月

目录

第一章

绪 论

第一节　灾害概述

案例导入 >>>

　　1976年，唐山大地震导致唐山市遭到极其严重的破坏，地面建筑绝大部分倒塌。资料显示，唐山大地震总共造成24万余人死亡，16万余人重伤，54万余人轻伤。

　　为什么会发生灾害？地震属于灾害吗？

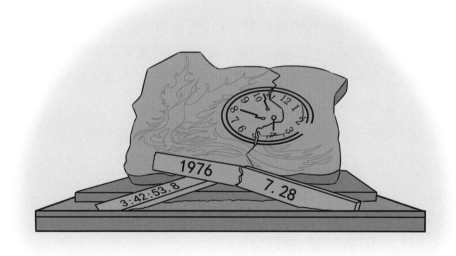

1. 为什么会发生灾害?

引起灾害的原因有很多,主要可分为自然因素和人为因素两大类。自然因素是指自然变异造成的灾害,如泥石流、洪水;人为因素是指由于人为活动失当造成的灾害,如火灾、爆炸。然而,人类行为失当也会引起自然灾害,如过度采伐森林导致水土流失,引发洪涝灾害。同样,自然因素也会引发人为灾害,如洪水过后,由于水源污染和疾病传播,可能导致大规模的公共卫生事件。此外,生物性因素也会造成灾害事件,如新型冠状病毒感染引起的急性呼吸道传染病,给人们的生活造成巨大影响。

2. 导入案例中的地震属于灾害吗?

根据发生过程、性质和机制,灾害可分为4类。

(1)**自然灾害**:主要包括地震、海洋灾害、气象灾害等。

(2)**公共卫生事件**:主要包括重大传染病疫情、群体性食物中毒等。

(3)**事故灾害**:主要包括交通事故、火灾等。

(4)**社会安全事件**:主要包括恐怖袭击事件、涉外突发事件等。

所以,导入案例中的地震属于灾害中的自然灾害。

3. 灾害能被预测吗?

灾害的发生一般是无法被预测或难以预料的。虽然目前人们对有些突发灾害事件的预测和预报能力有所提高，但对于多数突发灾害事件的发生仍然难以预料和把握。即使是那些能够监测、预报的事件，也不能预知其发生的确切时间、地点和规模。

4. 灾害会重复发生吗？

灾害具有周期性，意思是相同的灾害事件间隔一定的时间后再度发生。暴雨、洪涝、干旱等自然灾害受地球运动及太阳、月球等天体运动的影响，发生不同程度的强弱交替变化，因此形成多种时间尺度的周期性变化规律。例如，我国长江流域的洪水具有2～3年周期、9年周期、11年周期等特征。

5. 多种灾害会同时发生吗？

灾害具有群发性，意思是一些相同或不同类型的灾害常常接踵而至或者同时发生。群发性地质灾害以崩塌、滑坡、泥石流和地裂缝、地面塌陷等最为常见，如强烈地震常在震中及周围地区引发大量的地裂缝及崩塌、滑坡、地面塌陷；大面积的暴雨、洪水常引发数以千万计的崩塌、滑坡、泥石流。群发性地质灾害数量多、分布广，不但破坏损失严重，而且防治尤其困难。

遇到重大灾害时,居民可以通过哪些渠道获得人员行动的可靠信息?

（1）社区居委会、村委会事先指定的人防或灾害应急负责人传达的应急通告。

（2）电视台发布的政府通告。

（3）广播电台信息。但对于广播电台遭袭后的再播信息,居民要注意集体讨论、分析,防止虚假信息传播。

（4）对于听到的传言或来自网上的信息,要注意和人防负责人核实。

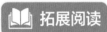

自然灾害体验馆及其用途

为了提高人们对自然灾害的认识和应对能力,自然灾害体验馆应运而生。自然灾害体验馆利用虚拟现实技术和模拟设备,让参观者亲身体验各类自然灾害,并学习相应的应对策略。通过这种体验方式,可以有效地提高人们的安全意识和应对能力,从而降低灾害程度。例如,2022年3月宁波市镇海区自然灾害主题体验馆竣工,馆内涵盖台风、洪水、雷电、地震等九大自然灾害主题,可供自然灾害应急救援的现场教学和科普使用。

—◇◇ 灾害知识知多少 ◇◇—

（吴欣娟 胡少华）

第二节 应对灾害的准备

案例导入 >>>

2008 年,汶川地震发生时,桑枣中学创造了奇迹。全校 2 000 多名学生和上百名老师按照平时的演习从不同教学楼和教室中,全部安全撤离到操场,以班级为组织站好,用时 1 分 36 秒,无一伤亡。

面对无法避免的灾害,我们应做哪些准备工作?

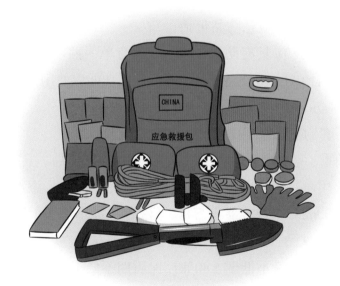

1. 为什么要进行备灾教育?

灾害多具有偶然性、突发性,是人类社会发展中无法回避的现象,因此完全防止灾害的发生、避免灾害造成的损失是不可能的。进行防灾减灾将灾害造成的损失降到最低具有重要意义。有效的备灾教育是实现防灾减灾的重要途径,通过加强防灾减灾宣传教育,提升全民防灾减灾意识和自救、互救技能,可以在一定程度上减轻灾害对人类身心健康的损害程度。

2. 家用防灾应急包内应配置的基本应急物品有哪些?

根据 2018 年我国发布的国家标准《家用防灾应急包》(GB/T 36750—2018),基本应急物品包括:

(1)手电筒:应具有防雨功能,可具有单一照明功能或具有照明、报警、收音、对外充电等多项功能,各项功能应使用方便、可靠。

(2)口哨:声音频率应不低于 2 000Hz。

(3)手套:应防滑、耐磨。

(4)口罩:应使用医用防护口罩或医用外科口罩。

(5)饮用水:不经调色、调味处理或添加任何食品添加剂,配备量不低于 500ml。包装容器应密封良好,保质期不低于 1 年。

(6)应急食品:应是无须冷藏、易保存、方便、实用的高能量食品,配备食品的能量不低于 5 800kJ,保质期不低于 1 年。

(7)止血带:应伸缩性能良好,操作方便,长度应不低于 600mm。

3. 家用防灾应急包内可选配的应急物品包括哪些?

根据 2018 年我国发布的国家标准《家用防灾应急包》(GB/T 36750—2018),家用防灾应急包内除配置基本应急物品外,还可选配以下一种或多种应急物品:

(1)逃生疏散用品:头部防护帽、阻燃服、安全绳等。

(2)自救、互救用品:纱布、医用脱脂棉、消毒棉球、多功能组合工具等。

(3)求救用品:犬笛、彩巾、烟火信号、记号笔等。

(4)等待救援用品:火柴、蜡烛、薄型雨衣、救生保温用具、收音机等。

(5)其他用品:防灾应急手册、信息卡等。

4. 家用防灾应急包内信息卡应填写哪些内容?

可填写使用者姓名、电话、身份证号码、血型、药物过敏史或病史、住址及联系人姓名、电话等信息。

5. 社区在备灾方面可以做哪些准备?

(1)成立灾害救援组织,包括灾害救援管理组织、专业组织和志愿者储备等。

（2）储备应对灾害的物资和设备，如社区消防设备，包括灭火器、消防桶、储备沙、避灾指示牌等；医疗救护物资和物品，如消毒、卫生清洁用品和妇女用品；防寒衣被、帐篷等。

（3）设立应急避难场所，配套疏散道路并保持其通畅。

 ## 6. 灾害发生后有哪些呼救的方法？

求救信号的种类主要有火堆、光照、反光镜、摆放物品、声音等方式。

（1）火堆信号：点燃距离相等的三堆火，晚上以光为主，白天可放些青草、苔藓、树叶等形成浓烟。

（2）光照信号：利用手电筒或灯，每分钟闪光 6 次，反复多次。

（3）色彩信号：穿颜色鲜艳的衣服或戴颜色鲜艳的帽子，站到突出的地方引人注意，或在高处挂鲜艳的衣服或被子等物品。

（4）反光镜信号：利用太阳光反射信号，可引人注意，一般每分钟 6 次，重复反射。材料有玻璃片、罐头皮、眼镜片、回光仪等。

（5）物品信号：利用树枝、石块、衣物等摆放 SOS 信号，字尽可能大。在雪地、沙滩上可直接写出 SOS 字样。

（6）声音信号：如距离不远，可呼唤或使用救生哨发声求救，或借助打击声发出求救信号。

 ## 7. 当遇险被埋后，应如何自救？

（1）慢慢活动头和四肢，清理口鼻、面部的泥沙，以获得自由活动和呼吸的条件。

（2）设法清除身边的泥土和障碍物，力求扩大自由活动和呼吸空间。

（3）切忌乱喊乱叫、焦躁不安，尽量减少氧气的消耗。

（4）当感觉憋气时，可寻找周围缝隙，贴近呼吸，有光的缝隙一般是较好的空气来源通道。

 当被毒气、烟火包围后，应如何自救？

当人们被毒气、烟火包围时，可以集中建立一个密闭房间，隔离毒气、烟火和高温。清除房间内的有毒、有害物品，加强房间的气密性、坚固性、耐热性和耐燃性；注意收集饮用水、食品；保持冷静，不点明火，减少室内氧气的消耗，向外发出求救信息；保持卫生，收集、封存带异味的物质。

 缺水情况下，应如何自救？

人生存的基本条件主要是空气、饮用水、食品和基本生存空间。正常情况下，体重60kg的健康人每天需水约2.5L。在失去饮用水源时，要设法使现有饮用水不受污染，尝试忍耐干渴，用少量水湿润口腔、咽喉，减少水的消耗。如果干渴难忍，还可用舌贴地、墙等办法吸潮解渴。在饮水困难时，尿液也可以应急解渴。可用桶盛尿，内置砂、泥土、卵石、木炭等过滤物质，在桶底钻个小孔，过滤后加少量饮用水后可直接饮用。

拓展阅读

家庭灾害准备教育

家庭教育在个体成长过程中发挥着基础、持久、广泛而深刻的作用，是学校教育和社会教育的基础，在灾害准备教育体系中占据主体地位和作用。灾害准备教育的内容包括：①营造良好的灾害应对教育氛围。家长是孩子的第一任老师，在潜移默化中要强化孩子的防灾意识，增强其灾害应对能力，如家庭中配备防灾减灾物资，配合学校进行防灾演习等。②做好家庭灾害教育总体规划。家长应充分借助学校和社区的优势教育资源，如带领或支持子女到灾害教育基地参观、体验，添置灾害教育图书资料和家庭防灾物品等。

◇◆ 灾害知识知多少 ◆◇

（胡少华）

第三节　灾害救援

案例导入 >>>

2020 年 6 月 28 日，某地地质环境监测站研判、分析某县雨量呈持续增大的趋势，预判发生地质灾害的风险高，于是立即通知各乡 /

镇、村地质灾害监测员不断加强巡查、监测。不久，地质灾害监测员发现村后山有异响，局部边坡有滑塌、变形现象。村级党组织立即启动应急预案，转移群众和开展自救、互救。次日上午9时，该村后山边坡发生大面积滑塌，由于撤离及时，未出现人员伤亡。

灾害来了哪里躲？早期如何自救、互救？

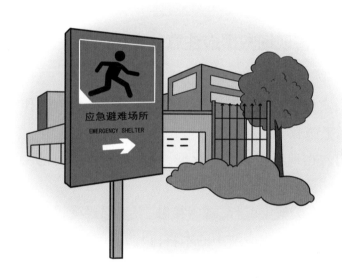

 灾害救援现场有哪些危险？

（1）危险化学品事故救援：吸入或接触有毒、有害物质导致伤亡；易燃、易爆物质导致爆炸伤亡；低温液体泄漏导致冻伤等。

（2）建筑坍塌救援：物体、碎片坠落存在伤人危险；建筑粉尘吸入伤害；逃生困难等。

（3）车辆事故救援：二次交通事故；车辆失稳风险；玻璃粉尘吸入伤害等。

（4）受限空间内救援：缺氧、窒息风险；二次坍塌风险；进入、逃生困难等。

（5）水域救援：溺水危险；低温风险；触电风险；危险生物等。

（6）绳索救援：坠落危险；砸伤危险；恶劣天气等。

（7）群众救助：失足危险；砸伤危险；触电事故等。

 2. 灾害现场救援应注意什么？

（1）未实施急救前，不能轻易移动伤员（除非判断伤员生命垂危，必须马上施救）。

（2）切勿在现场吸烟或划火柴，因为救援现场可能会有可燃气体泄漏。

（3）切勿在废墟上爬行，或者接触、晃动已经受损的建筑物。

（4）不能随意拔出废墟中的木料，以防引起再次崩塌。

（5）不可在未通知队友的情况下独自冲入危险的事故现场。

（6）切勿触碰受损的电线。

（7）不要随意乱抛残骸瓦砾。

（8）禁止在社交平台发布任何官方未发布的救援相关的文字、图片、视频等信息。

 3. 灾害现场早期自救、互救的具体措施是什么？

（1）挖掘被掩埋的伤员。

（2）灭火，使伤员脱离火灾区。

（3）简易止血、包扎和遮盖创面、伤口。

（4）简易固定骨折部位。

（5）清除伤员口鼻内泥沙，将昏迷伤员的舌拉出，以防窒息。

（6）在有害气体环境中，尽快用湿毛巾遮掩口鼻，防止吸入性损伤，并撤离现场。

（7）在被有毒物质污染的情况下，尽快脱去外衣，擦去皮肤上的液滴，遮掩口鼻。

（8）在被放射性物质沾染的情况下，做简易处理清除沾染。

（9）护送、背出、抬出伤员等。

4. 灾害来了哪里躲？

应急避难场所是用于应急避难人员安置的具有一定生活服务保障功能的安全场所，包括防疫、防空与防灾融合共建、共用的方舱医院和人防掩蔽场所、人防疏散基地，按照功能等级可划分为紧急避难场所、短期避难场所、长期避难场所。

（1）**紧急避难场所：**应设置应急集散区、指挥管理区、医疗救治区、物资储备区、清洁盥洗区、垃圾储运区、应急停车区等功能区，并配置保障功能区基本功能和应急供电、应急供水、应急消防、应急通风、应急供暖、应急通道、抢修抢建、无障碍、标志标识等需要的设施、设备及物资。

（2）**短期避难场所：**应在紧急避难场所功能区设置的基础上，增设应急宿住区、防疫隔离区、餐饮服务区等功能区，并在紧急避难场所设施、设备及物资配置的基础上，增配保障功能区基本功能和应急排污、安全保卫等需要的设施、设备及物资。

（3）长期避难场所：在短期避难场所功能区设置的基础上，增设文体活动区、临时教学区、公共服务区、直升机起降区等功能区，并增配保障功能区基本功能需要的设施、设备及物资。

可根据避难场所空间类型、总体功能定位适当增减功能区和相关设施、设备及物资。

5. 如何选择撤离路线？

（1）撤离疏散通道主要包括地铁、公路隧道、人行地道、人防坑道、大型管沟等，用于人员的隐蔽疏散和转移，并可提供各人防片区之间的交通联系。

（2）应急避险疏散通道一般选择城市主干道，通向市内疏散场地、郊外旷地和长途交通设施。

（3）一旦发生突发事件，应通过警报系统注意官方指引就近选择疏散通道撤离。

6. 常用的应急救援电话有哪些？

"110"：拨打时，讲清案发时间、地点、报案人姓名及联系方式。保护好现场，遇到刑事、治安案件时，首先保护好自身安全。

"119"：拨打时，必须准确报出发生火灾的单位或家庭详细地址。讲明燃烧物品存放位置、数量、性质及火势情况。放下电话后立即派人到主要路口接消防车。

"120"：拨打时，说明伤员姓名、性别、年龄、地址、病情。约定候车地点,了解救护车到达时间,准备接车。

"122":拨打时,准确报出事故地点及人员、车辆损坏、人员受伤等情况。注意保护现场。

📖 **拓展阅读**

灾害医学救援模式

中国灾害医学救援模式:始于灾前、重于灾中、延于灾后。始于灾前是指在备灾阶段进行长期而系统的工作,包括灾害医学救援体系的建立、专业队伍的培训及演练,组织救援力量建设、设备研发等。重于灾中是指在应急响应和实施阶段进行医学救援工作,包括现场搜救、检伤分类、现场急救、后送转运等。延于灾后是指在应急结束阶段,医学救援处置基本结束后,转入恢复常态,对灾区环境的消杀灭净、疾病防治、心理救援、机构重建等。

01章03节

◇◆ 灾害知识知多少 ◆◇

（刘　钢）

第四节　灾后恢复

案例导入 >>>

　　汶川地震 15 年后，因地震而疮痍的土地上，已建造起新的家园。人们没有忘记，15 名空降兵从近 5km 高空纵身一跃；人们没有忘记，身处废墟 22 小时的伤员透过夹缝摆出"胜利"的手势；人们没有忘记，19 个省、市对口支援帮助震区重建家园……曾经在地震中经历磨难的人们，也纷纷走出伤痛，用自身的经历去影响和帮助他人。

　　灾害发生后，灾民居住在哪里？常见的问题有哪些？

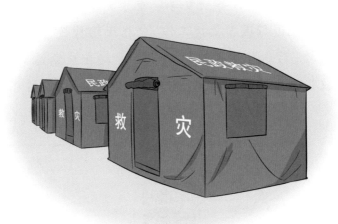

 灾民在灾后恢复阶段常见的健康问题有哪些？

　　在灾后早期，躯体疾病是居民主要的健康问题，二次灾害也是居民健康面临的主要风险。例如，地震伤员在灾后早期主要面临的是对外伤的救治；在中晚期，传染病的暴发及心理问题是他们面临的主要的健康风险，此时的重点是卫生防疫、心理重建、灾后康复等。

 灾民常见的居住场所有哪些？

灾民常见的居住场所包括临时安置点、临时住宅和永久性住宅。临时安置点是临时避难的场所，如学校、体育馆等。临时住宅是从临时安置点搬入永久性住宅之前的一段时间内临时居住的场所，包括在原有住宅处重建或其他地方重建的居住点。永久性住宅是受灾人群的最终住所，大多为新建社区。

 什么是临时社区？

重大灾害导致建筑坍塌、社区瘫痪，人们在大型会场、学校、政府大楼、综合体育馆及新建的临时住宅等各种避难场所进行避难，而后转入临时安置房。这些应急避难场所和临时安置房，打破了居民原先的生活共同体，成为人们在相当长的一段时间内生活的聚居区，因此在客观上形成了临时社区，它是灾后民众聚居的特殊形式。

 临时社区常面临的问题有哪些？

临时社区除了承担普通社区对居民的服务功能，也面临其他问题,如灾后恶劣的生态及居住环境、次生灾害的潜在危险、物资及能源的短缺及居民可能出现的心理创伤等。因此,应尽量消除不安全因素,以保障社区环境的安全和社区功能的持续。

📖 拓展阅读

接受隔离治疗等医学措施的个人应履行的法定义务

我国《突发公共卫生事件应急条例》第四十四条规定:在突发事件中需要接受隔离治疗、医学观察措施的病人、疑似病人和传染病病人密切接触者在卫生行政主管部门或者有关机构采取医学措施时应当予以配合;拒绝配合的,由公安机关依法协助强制执行。

01章04节

◇ 灾害知识知多少 ◇

（王　婷）

第二章

自然灾害救援

第一节　地质灾害

案例导入 >>>

2008 年,汶川地震触发了大量的滑坡、崩塌、碎屑流,伴随暴雨,在岷江等流域多处形成泥石流,造成了惨重的人员伤亡和巨大财产损失。

地震和泥石流会造成什么影响? 如何预防与自救逃生?

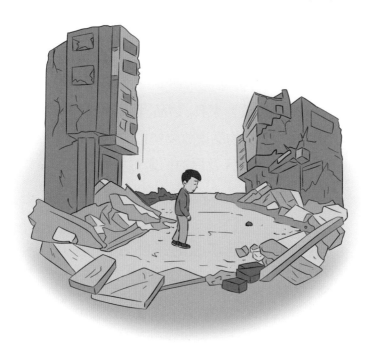

1. **地震有哪些前兆?**

地震前兆,是指地震前在自然界发生的与地震有关的异常现象,大体上分为微观和宏观两类。

微观前兆,是指人不易觉察的须借用仪器才能测量到的震前变化,如地球的磁场和重力的变化。

宏观前兆,是指人的感官能直接觉察到的地震前兆,如井水水面陡涨陡落、变色、变味、翻花冒泡,植物反季节开花,动物的反常行为,临震前的地声、地光等。

 2. **如何进行震前预防?**

(1)加固房屋:平时要检查和加固住房,对不利于抗震的房屋要加固,不易加固的危房要拆除。

(2)合理置物:合理放置家具、物品,固定好高大家具且将下面腾空,以备震时藏身。家具、物品摆放要坚持"重在下,轻在上"的原则。

(3)熟悉地形:熟悉社区及周边的避难场所与逃生路线。

 3. **应急避震的基本原则是什么?**

震时就地避险,震后迅速撤离。震后一旦被困,须存体力、传信号、等救援。

4. 地震时在室内如何自救?

（1）近水不近火：保持冷静，快速判断自己所处位置和震动状态，就近躲避在厨房、卫生间等小开间房屋内，近水不近火；伏而待定，保护头颈部。

（2）远离坠落物：不要站在窗边和阳台上，以免被坠落物体伤害；若在教室或者图书馆，远离书架，躲避在书桌下方，双手抓紧桌腿。

（3）不乘电梯、不恋物：在晃动停止并确认户外安全后方可离开房间，不要乘坐电梯、跳楼或者破窗而出，要选择步行下楼，撤离时要遮挡头部，以免坠落物带来伤害。

5. 地震时在户外如何自救?

（1）尽快到开阔地带。

（2）远离高大建筑物，避开楼房、玻璃幕墙、立交桥、过街天桥、高烟囱和广告牌等可能倒塌的建筑物或易跌落的大型物件。

（3）远离危险环境，远离水坝、陡峭山崖，以及易燃、易爆、存有危险化学品的工厂或设备带等。

6. 地震后互救应注意哪些问题?

（1）注意倾听被困者的呼喊、呻吟或敲击声，根据建筑结构的特点,先确定被困者的位置,特别是头部的位置,再开挖抢救,避免抢救时造成不应有的损伤。

(2)先抢救容易获救的被困者,如建筑物边缘瓦砾中的幸存者。

(3)抢救时,要先使被救者头部暴露出来,并迅速清除其口鼻内的灰土,防止窒息,进而暴露其胸腹部。

(4)对于埋压时间较长的幸存者,要先喂些含盐饮料,但不可给予高糖类饮食。然后边挖边支撑,注意保护被救者的头部和眼睛。

(5)对怀疑有骨折或颈椎、腰椎受伤的被救者,抢救时一定不可强拉硬拖,避免二次损伤,要设法暴露其全身。

(6)对被抢救出来的幸存者,应采取各种适当的方法进行现场救护。

 泥石流发生的前兆有哪些?

(1)沟谷上游变得昏暗,并伴有轻微震动感,说明上游已经发生泥石流。

(2)沟谷内有类似火车轰鸣或闷雷般的声音,说明泥石流正在形成。

(3)沟谷内主河流水突然上涨并夹有杂草、树枝。

(4)雨季沟谷中正常水流突然断流或减小,说明上游因降雨导致发生滑坡、崩塌等灾害堵塞沟道,形成堰塞湖,一旦决堤会发生毁灭性灾难。

8. 发生泥石流时如何避险自救?

（1）迅速从房屋里跑出，到开阔地带，防止被埋压。

（2）泥石流袭来时要马上选择最短、最安全的路径，立即沿泥石流垂直方向向沟谷两侧山坡或高地跑，尽量就近选择树木生长密集的地带逃生，同时不要上树躲避。绝对不能向泥石流的流动方向跑。

（3）地处谷底遭遇泥石流时，不要慌乱，不要躲避在低洼处，不要在河流、堤坝处逗留，更不要躲在陡峻山体下，防止因坡面崩塌被砸伤。

📖 **拓展阅读**

地震预报

地震预报分为地震长期预报、地震中期预报、地震短期预报和临震预报。

地震长、中期预报，特别是地震长期预报，主要目的是预测出可能发生地震的地区、时间范围和可能发生的最大地震烈度，并作出某一地区的地震趋势分析。

地震短期预报，特别是临震预报，要求迅速、及时、准确地确定发震的地点、时间和震级，以便在强烈地震到来之前，采取必要的、坚决的预防措施。

地震各类预报之间联系十分紧密，短期预报要以地震长、中期预报为基础，而临震预报又是在短期预报的基础上进行的。

━━◈ 灾害知识知多少 ◈━━

（方　亮）

第二节　气象灾害

案例导入 >>>

2022 年 8 月中旬，中央气象台连续 3 天发布高温红色预警，四川、湖北、陕西、江苏、安徽、浙江、重庆等地共 55 个国家级气象观测站监测到的气温达到或突破历史极值。国家气候中心首席预报员表示，此次高温已达到 1961 年有完整气象观测记录以来最强。

如遇气象灾害，应如何预防与自救？

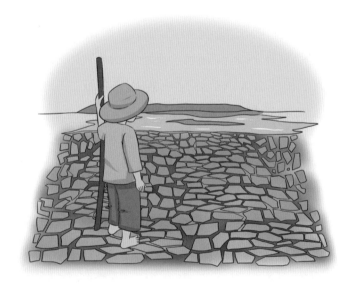

中暑病人有哪些表现？

如果在高温环境下工作或者活动一段时间之后，出现了头晕、头痛、乏力、口渴，还有面色潮红，这时候要引起注意，有可能是中暑先兆。如果出现了多汗、皮肤湿冷、面色苍白、心率明显增加的症状，可能是因为体液和钠盐丢失过多而引起的热衰竭。热衰竭病人如果得不到及时诊治，很可能发展为热射病。热射病是中暑里最严重的。

预防中暑的措施有哪些？

（1）摄入充足的水分：白开水、淡茶水是很好的选择，也可以选择一些传统的解暑饮品，如酸梅汤、绿豆汤等。大量出汗之后，建议选择一些含有电解质的饮料。最好避免饮用含咖啡因或大量糖分的饮料，因为它们可能导致脱水。

（2）合理安排户外活动时间：要尽可能避免长时间处于高温、高湿环境下，尽量避开高温时段，如果必须在户外活动，尽量选择在清晨或傍晚时段进行。

（3）穿着舒适：穿着宽松、透气的衣物，可以帮助身体散热，并减少体温上升的风险。建议选择颜色较浅的衣物，因为深色衣物会吸收更多的热量。

（4）避免剧烈的运动：减少剧烈运动的时间和强度。

（5）寻找凉爽的环境：尽量待在室内的凉爽环境中，避免在没有空调或风扇的狭小空间内长时间停留。儿童在户外玩耍时尽可能待在阴凉处。

哪些是中暑的高危人群？发生了中暑怎么办？

中暑的高危人群主要包括交通警察、建筑工人、环卫工人、农民等在户外长时间工作的人群；另外，高血压等慢性病病人、老年人、儿童和孕妇等也容易中暑。

发生中暑后的处理：迅速将病人从高温环境转移到阴凉通风处休息，并喝一些含盐分的清凉饮料，如淡盐水、绿豆汤等；可在太阳穴涂抹清凉油，或服用藿香正气水等；如果体温升高，可用凉湿毛巾或冰袋冷敷头部、腋下及大腿根部，或用30%乙醇擦浴。若发现有人疑患热射病，应尽快拨打急救电话，并在医护人员到达前给病人迅速降温，转运途中监测病人体温，持续、有效降温。

 发洪水时如何自救？

（1）受到洪水威胁，如果时间充裕，应按照预定路线，有组织地向山坡、高地等处转移；在措手不及，已经受到洪水包围的情况下，要尽可能利用船只、木排、门板、木床等，做水上转移。

（2）洪水来得太快，来不及转移时，要立即爬上屋顶、楼房高屋、大树、高墙，做暂时避险，等待援救，不要单身游水转移。

（3）在山区，如果连降大雨，容易暴发山洪。遇到这种情况，应注意避免渡河，以防被山洪冲走，还要注意防止山体滑坡、滚石、泥石流的伤害。

（4）发现高压线铁塔倾倒、电线低垂或断折，要远离避险，不可触摸或接近，防止触电。

（5）有通信条件时，可向当地政府和防汛部门报告洪水态势和受困情况，寻求救援；无通信条件时，可制造烟火，挥动颜色鲜艳的衣物或集体同声呼救，不断向外界发出紧急求助信号。

（6）洪水过后，要服用预防流行病的药物，做好卫生防疫工作，避免发生传染病。

洪涝灾害后传染病防控要点有哪些？

洪涝灾害发生后，容易发生各种传染病。传染病防控要点如下：

（1）防护：消防救援人员做好个人防护，接触疫水前穿戴防水手套、胶靴、防护衣裤，减少皮肤暴露。

（2）食源：做好水源保护和饮用水消毒，提供和使用安全饮用水和食物。

（3）手卫生：正确使用七步洗手法进行手卫生，不用脏手揉眼睛。

（4）防蚊：使用防蚊液防蚊虫，被叮咬后使用止痒液，勿抓挠，以免皮肤破损，增加感染风险。

（5）消毒：做好灾区临时安置点的环境消毒，防鼠、防蚊、灭蝇。

（6）休息：注意休息，出现发热、腹泻、呕吐等不适症状时立即上报就医，自我隔离。

出现冻伤时如何自救与互救？

人体冻伤主要发生在手、脚、耳朵等部位。发生冻伤时，应采取以下措施：

（1）在提供急救之前，确保自己和受伤者的安全。如果环境太危险或者不具备必要的急救知识和装备，尽量寻求专业医疗人员的帮助。

（2）从寒冷环境中迅速撤离，将受伤者移至室内或其他避风处。如果受伤者身上有湿衣物，尽快帮助其脱掉。

（3）给予受伤者温暖的环境，使用毛毯或者衣物覆盖其身体，尽量保持其身体温暖。不要使用热水或者热源直接加热冻伤的部位，可以使用热水袋或者温水浸泡受伤的部位，水温应控制在37～39℃，不要超过42℃；复温的时间以5～7分钟为宜，最长不能超过20分钟。

（4）切勿按摩冻伤的部位，因为按摩会进一步损伤组织。

（5）尽快就医并采取适当的治疗措施。

7. 龙卷风来临时的避险方法有哪些？

（1）寻找坚固的庇护所，立即前往地下室或半地下掩蔽处，远离门、窗和外围墙壁，抱头蹲下。如果没有地下室或地下掩蔽处，应迅速打开气窗，以减小房屋内外的气压差，以减轻房屋倒塌、损坏的程度。

（2）在户外遭遇龙卷风时，应迅速向龙卷风前进的相反方向或垂直方向回避，不要停留在桥、高坎、沿海岸附近。来不及逃离时，应尽量到低洼处躲避，但要远离大树、电线杆、简易房等。如果附近没有屏障，则应平伏于低的地面。

（3）不要开着汽车躲避龙卷风，开车遇龙卷风时应立即把汽车开到低洼地方停靠。

拓展阅读

热射病

热射病属于重度中暑，是一种急危重症，是指由于身体暴露于热环境中和／或剧烈运动后，导致机体体温调节失衡，体温迅速升高超过 40℃，表现为皮肤灼热、意识障碍，并伴有多器官及系统损伤的严重临床综合征。热射病发病急、进展快、病死率高，是炎热夏季的常见危重病之一，发生时应及时将病人送往医院治疗。

◇ 灾害知识知多少 ◇

（康　黎）

第三节　海洋灾害

案例导入 >>>

2004 年，印尼苏门答腊岛附近海域发生强烈地震并引发海啸，波及东南亚及非洲东部多个国家，共造成近 220 000 人死亡，仅班达亚齐地区就有约 120 000 人死亡、100 000 人流离失所。认识自然、爱护自然、敬畏自然是我们永远都要遵守的生存法则。

我国常见的海洋灾害有哪些？海啸发生有哪些预兆？如何实施自救呢？

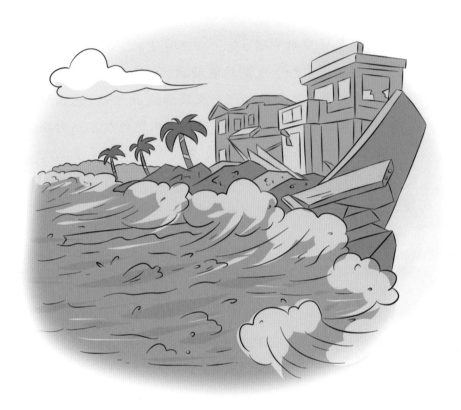

 1. **我国常见的海洋灾害有哪些？**

我国海洋灾害种类多，以风暴潮和海浪灾害为主，其次为海冰、赤潮、绿潮等。其中，风暴潮居海洋灾害之首位，其是由来自高纬度地带的冷空气与来自海上的热带气旋通过交互影响，使沿海大风与巨浪接连发生而形成的。

2. 海啸的发生有哪些预兆?

海啸是一种具有强大破坏力、灾难性的海浪。海啸发生前一般会发生地面强烈震动,浅海区域突然出现一道"水墙",海水突然暴涨或暴退,浅海出现大量鱼、虾、蟹、贝等海洋生物,海水像"开锅"一样冒出许多大大小小的气泡及动物出现异常行为等现象。

3. 我国目前有可以预知风暴潮和海啸发生的预警系统吗?

2023年5月12日,我国全球风暴潮、海啸预警系统在国家海洋环境预报中心正式投入业务化运行,可为我国驻外使领馆工作人员、涉外企业及国际合作组织等提供专业的风暴潮、海啸预警服务。

4. 发生海啸灾害时如何自救与互救?

(1)陆地人员避灾事项。①海啸危险区:保持冷静,有秩序地撤离到避灾点或安全区域。②海滩、临海或入海口:尽早、尽快跑往高处。无法迅速跑到地势高处的,则选择躲入钢筋混凝土的高层建筑,远离低洼地区。

(2)海上人员避灾事项。①外海船只:暂时不要返回港口。②港口船只:确保有足够的时间驶往深水区域。③小型船只、舰艇:

船艇停留在码头，人员撤离到高处。④如果不幸落水，应尽量抓住木板等漂浮物，避免与其他硬物碰撞，减少动作以避免下沉，同时不要脱衣服，以防体内热量过快散失。并向其他落水者靠拢，这样既便于相互帮助和鼓励，又可因目标扩大而更容易被救援人员发现。

📖 **拓展阅读**

核污染水排入海洋的生态环境损害

核污染水排入海洋，放射性核素进入海洋沉积物中被海洋生物吸收，影响到全球鱼类迁徙、远洋渔业等，对海洋生态环境造成破坏；同时在洋流、季风等综合作用下伴随海洋风暴、洋流等运动进入全球的水文循环，污染大气环境、水环境等，对生态环境造成巨大的危害，这种损害也会因生物富集作用和食物链的传递持续危害人体健康，从而危及人类安全。

◇◇ 灾害知识知多少 ◇◇

（陈洪娇）

第三章

公共卫生事件救援

第一节　重大新发、突发传染病

案例导入 >>>

2022 年 5 月以来，全球 100 多个国家和地区发生猴痘疫情。猴痘是由猴痘病毒感染所致的一种人兽共患病，其既往主要发生在中非和西非。多国疫情显示，猴痘已发生人际传播，并广泛传播到非洲以外的国家和地区，病死率约为 0.1%。此前这种病毒从未在国内发现过，其传播速度迅速，呈大规模暴发，所以被认定为重大新发、突发传染病。

近年来，我国主要流行的重大新发、突发传染病有哪些？有什么特点？发生因素有哪些？

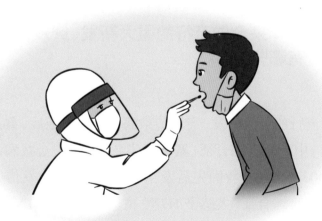

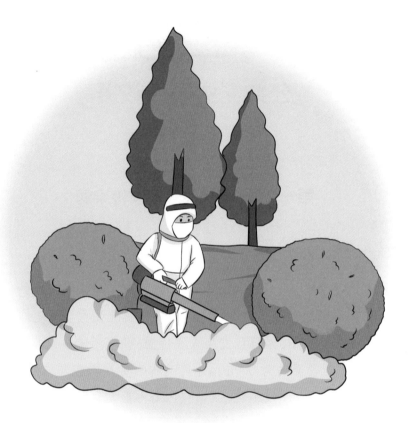

 近年来全球流行的重大新发、突发传染病主要有哪些？

　　全球流行的重大新发、突发传染病主要有艾滋病、禽流感、埃博拉出血热、中东呼吸综合征、寨卡病毒感染、新型冠状病毒感染、猴痘等。2003 年至今，我国先后发生了多种新发、突发传染病，包括严重急性呼吸综合征、人感染 H7N9 禽流感、甲型 H1N1 流感、新型冠状病毒感染、猴痘等。

重大新发、突发传染病的特点是什么?

重大新发、突发传染病具有很强的传染性;病人起病急、发病突然;缺乏疫苗,初期控制困难,预防难度大;缺乏有效的治疗等。

 重大新发、突发传染病的流行需要哪些条件?

重大新发、突发传染病的流行符合传染病流行的基本条件,必须具备以下 3 点:传染源、传播途径及易感人群。传染源,即患传染病或携带病原体的人和动物。传播途径指病原体自传染源排出后,在传染给另一易感者之前在外界环境中所行经的途径,如飞沫传播、血液传播。易感人群是指对某种传染病病原体缺乏免疫力而容易感染该病的人群。

 如何预防重大新发、突发传染病的流行?

(1)控制传染源:这是预防传染病最有效的方式。对于人类传染源的传染病,需要及时将病人或病原携带者妥善安排在指定的隔离位置,暂时与人群隔离,积极进行治疗、护理,并对具有传染性的分泌物、排泄物和用具等进行必要的消毒处理,防止病原体向外扩散。

(2)切断传播途径:对于通过消化道传播、血液和体液传播的传染病,虫媒传染病和寄生虫病等,切断传播途径是最为直接的预防方式。

（3）保护易感人群：在传染病流行时，应当注意保护易感者，不要让易感者与传染源接触，并且进行预防接种，提高对传染病的抵抗能力。

 什么是甲型H1N1流感？

甲型H1N1流感是由变异后的新型甲型流感病毒H1N1亚型所引起的急性呼吸道传染病。甲型H1N1流感病人为主要传染源，无症状感染者也具有传染性。主要通过飞沫经呼吸道传播，也可通过口鼻腔、眼睛等黏膜处直接或间接接触传播。接触病人的呼吸道分泌物、体液和被病毒污染的物品亦可能引起感染。人群普遍易感。

 甲型H1N1流感病人有哪些表现？

甲型H1N1流感病人的临床表现主要有发热、咳嗽、流涕等流感样症状，与普通流感相似，有些还会出现腹泻、呕吐、眼睛发红等，部分病人甚至继发器官功能障碍。

 如何治疗甲型H1N1流感？

对症治疗：对高热者可进行物理降温，应用退热药物；对咳嗽、咳痰严重者给予止咳祛痰药物。

抗病毒治疗：应在发病 48 小时内进行，可以减轻症状、缩短病程、降低病死率。甲型 H1N1 流感病毒目前对神经氨酸酶抑制剂奥司他韦、扎那米韦敏感。

8. 如何预防甲型 H1N1 流感?

在甲型 H1N1 流感高发季节佩戴口罩，避免与甲型 H1N1 流感病人频繁接触，使用洗手液彻底洗手，避免用手接触眼睛和鼻子；保证充足睡眠、良好的精神及心理状态、营养均衡等；尽量避免到人群密集的场所；咳嗽或打喷嚏时用纸巾、毛巾等遮住口鼻，洗手。保持家庭和工作场所良好的通风状态。如果出现流感样症状，尽量减少外出与其他人接触。确保个人安全的情况下，每年流感季节到来前接种疫苗是有效和安全的预防措施。

9. 什么是猴痘?

猴痘是由猴痘病毒感染所致的人兽共患病，临床上主要表现为发热、皮疹、淋巴结肿大。该病主要流行于中非和西非。2022 年 9 月，我国报告首例猴痘输入病例。猴痘的主要传染源为感染猴痘病毒的啮齿动物、灵长类动物（包括猴、黑猩猩、人等），病毒经黏膜和破损的皮肤侵入人体。人主要通过接触感染动物病变渗出物、血液、其他体液，或被感染动物咬伤、抓伤而感染。人与人之间主要通过密切接触传播，也可通过飞沫传播，接触被病毒污染的物品也有可能感染，还可通过胎盘垂直传播，尚不能排除性传播。人群普遍易感。既往接种过天花疫苗者对猴痘病毒存在一定程度的交叉保护力。

 10. 猴痘病人的临床表现有哪些?

猴痘为自限性疾病，大部分预后良好。发病早期病人可出现寒战、发热，体温多在 38.5℃以上，可伴头痛、嗜睡、乏力、背部疼痛和肌痛等症状，皮疹首先出现在面部，逐渐蔓延至四肢及其他部位。

 11. 如何预防猴痘?

目前国内尚无特异性抗猴痘病毒药物，主要是对症支持和并发症治疗。尽量避免与啮齿动物或灵长类动物接触，加强手卫生，对肉类食物应彻底加工后再食用。

 12. 什么是发热伴血小板减少综合征?

发热伴血小板减少综合征是一种新发传染病，主要通过蜱虫叮咬传播，其病原体为发热伴血小板减少综合征病毒。传染源主要是感染的动物，可能为牛、羊、猫、犬和啮齿动物，病人也可作为传染源。主要的传播途径为发热伴血小板减少综合征病毒经带毒长角血蜱等媒介生物叮咬传播,还可在无防护情况下通过接触感染动物或病人的血液、分泌物、排泄物及其污染物造成感染。人群普遍易感。

13. 如何预防发热伴血小板减少综合征病毒感染?

在山区、丘陵及林地等流行区域从事生产、生活活动或旅游的人群应做好个人防护,防止蜱虫叮咬。

14. 什么是艾滋病?

艾滋病,全称是获得性免疫缺陷综合征(acquired immune deficiency syndrome, AIDS),是由人类免疫缺陷病毒(HIV)引起的一种病死率极高的恶性传染病。HIV 感染者和 AIDS 病人是主要传染源。主要传播途径是性传播、血液传播和垂直传播。人群普遍易感。

15. 如何预防艾滋病?

(1)建立正确价值观,掌握性健康知识,提高自我保护意识。

(2)提高对新型毒品的辨识力,远离毒品。

(3)日常接触、蚊虫叮咬不会传播艾滋病。

(4)暴露后,应在医生指导下进行暴露后预防用药。

在重大传染病防控中，个人有哪些责任和义务？

（1）发现传染病病人或者疑似传染病病人时，应当及时向附近的疾病预防控制机构或者医疗机构报告。

（2）对重大新发、突发传染病事件，不得隐瞒、缓报、谎报；不得授意他人隐瞒、缓报、谎报；不得阻碍他人报告。

（3）在国家或地方政府专业技术机构进入突发事件现场进行调查、采样、技术指导、开展调查溯源时，应当予以配合，不得以任何理由予以拒绝、阻挠，要如实说明情况，提供资料。

（4）个人不得设立病原微生物实验室或者从事病原微生物实验活动。

（5）个人有权向上级人民政府及其有关部门举报地方人民政府或有关部门不履行重大突发传染病应急处理职责，或者不按照规定履行职责的情况。

📖 **拓展阅读**

消毒剂的正确使用

应按照有关规定科学、合理使用消毒剂，避免滥用。消毒产品只能用在说明书标识的对象上，不可超范围使用。每种消毒剂应单独使用，不要混合使用不同种类消毒剂。严格按照说明书要求浓度配制消毒剂，保证符合说明书内最短消毒时间。使用符合国家相关法律法规标准的消毒剂，不要自己配制消毒剂进行皮肤消毒。家庭要安全保存消毒剂，不要使用饮料瓶盛放消毒液体，消毒剂要放在儿童不能获得的阴凉处。在特殊场合配制和使用高浓度消毒剂或长时间使用消毒剂时，应穿戴合适的防护用品，如防毒面罩、防护手套，不可在密闭空间内配制和使用消毒剂。

◇◇ 灾害知识知多少 ◇◇

（赵雪红　宋江莉）

第二节　群体性食物中毒

案例导入 >>>

2023年9月，某地举办婚宴。宴会结束后，部分人开始出现发热、腹泻、呕吐等症状，百余名亲友出现不同程度的食物中毒。

为什么会发生群体性食物中毒？食物中毒病人有哪些表现？对中毒者应如何实施救治？

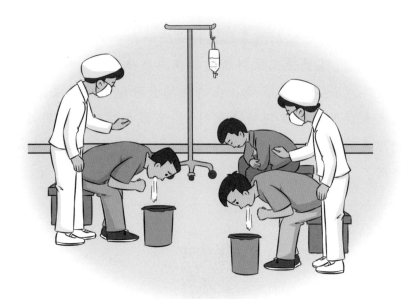

 避免群体性食物中毒的"四道防线"是什么?

群体性食物中毒的发生有突然性和偶然性,但完全可以预防。避免群体性食物中毒的四道防线包括:

(1)第一道防线:不购买、不使用、不存放不符合食品安全要求的食品原料、半成品,以及加工用具、容器和设备。

(2)第二道防线:采取科学、严谨的加工方法,如加热、冷藏、辐照等消除或破坏潜在的食品安全危害,防止食品污染。

(3)第三道防线:在食品原料、半成品,以及加工房间安装监控视频,防止投毒案件的发生。同时,防虫害、防鼠害的污染。

(4)第四道防线:培训食品生产经营人员,提高其识别食品安全危害的技能和保障食品安全的责任感。

2. 群体性食物中毒病人的表现是什么？

群体性食物中毒具有潜伏期短、发病突然、季节性的特点。不同原因的中毒，病人表现出的症状不同。

（1）细菌性食物中毒最常见，中毒事件例数（人数）在各类食物中毒中占很大比例。病人以消化系统障碍为主，尤其是急性胃肠炎症状。

（2）食物中毒病人，除急性胃肠道症状外，神经系统症状较为常见，多为神经麻痹、呕吐、头痛等；严重者出现感觉麻痹、运动失调、血压下降、呼吸衰竭等。

（3）化学性食物中毒分为急性及慢性中毒，潜伏期从数分钟至数天不等。

3. 发生群体性食物中毒时如何自救、互救？

（1）饮水：立即饮用大量干净的水；对有条件者可以输入生理盐水。

（2）及时催吐：对中毒时间短、无明显呕吐者，可用手指、勺子、筷子等刺激其舌根部催吐。未见效时，先口服200～300ml温开水，再用上述方法刺激呕吐，如此反复进行，直至呕出清亮胃内容物为止。如在呕吐物中发现血性或咖啡色液体，提示可能出现消化道或咽部出血，应暂时停止催吐。

（3）正确导泻：如果病人食物中毒时间超过2小时且腹痛不明显，可适当服用泻药，排出体内毒素。

（4）保留食物样本：封存导致中毒的食物样本；若没有食物样本，则保留呕吐物或排泄物；就医时带上封存的食物。

（5）如果病人出现严重的中毒症状，如剧烈腹痛、呕吐持续不止、意识丧失等，应立即就医，寻求专业医疗帮助。

4. 食物中毒后饮食应注意什么？

（1）食物中毒后应避免进食，立即前往医院，经过治疗后，可以适当进食清淡食物，进食应从流质饮食逐渐过渡，无明显不良反应后，嘱咐病人逐渐食用富含维生素的高能量、易消化食物，鼓励其多喝水，促进身体恢复。避免进食刺激性食物、油炸类食物等，避免饮酒。

（2）生活中应注意接触食物时，保持双手清洁，对进食完剩下的食物，应包裹好放入冰箱保存，日常勿食用大量腌制的食物，少食剩菜，不吃腐烂的蔬菜，以减少发生食物中毒的概率。

📖 拓展阅读

群体性食物中毒的分级

Ⅳ级（一般突发性食物中毒事件）：一次食物中毒人数30～99人，未出现中毒死亡病例。

Ⅲ级（较大突发性食物中毒事件）：一次食物中毒人数超过100人（含100人）或出现1～9例中毒死亡病例。

Ⅱ级（重大突发性食物中毒事件）：一次食物中毒人数

超过100人（含100人）或出现10例以上中毒死亡病例。

I级（特别重大突发性食物中毒事件）：由国务院卫生行政部门认定。

——◇◆ 灾害知识知多少 ◆◇——

（陈　倩）

第三节　化学中毒

案例导入 >>>

2013年8月21日，某工地上，有一名搬卸沙袋的人员户外工作2小时后，出现头晕、头痛、乏力等症状，误认为是中暑，未予重视。1小时后，该人员口唇发绀伴意识模糊，急送医院。随后，该工地8名搬卸人员相继出现上述症状。经询问，沙袋内装有被间二硝基苯污染的沙子，9名搬卸人员均为间二硝基苯中毒，即化学中毒。

化学中毒是如何发生的？有哪些表现？对伤员如何实施救治？

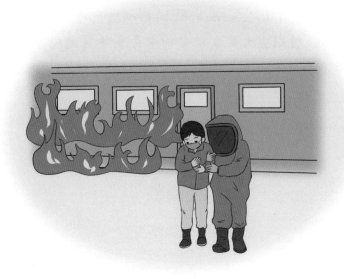

 为什么会发生化学中毒?

　　常见化学中毒有职业性中毒和生活性中毒。职业性中毒指工作过程中由于不注意劳动保护或违反安全防护制度,密切接触有毒原料、中间产物或成品而发生的中毒。生活性中毒往往是由于误食或意外接触有毒物质、用药过量、自杀或故意投毒谋害等原因使过量毒物进入人体内而引起的中毒。

 化学中毒病人会有哪些表现?

　　一般情况下,化学中毒病人都有相同饮食接触源、毒气吸入源或皮肤接触源。潜伏期短,一致性很高,集中出现。如果一直暴露或反复暴露,病例会不断出现。不同化学中毒病人的表现不尽相同,一般表现较重。食入中毒者,多有呕吐、腹泻现象,重者可出现胃肠穿孔及出血性坏死性肠炎;吸入中毒者,则会出现呼吸道症状,如咳嗽、胸痛、呼吸困难,重者可出现喉痉挛、喉头水肿、肺水肿,甚至呼吸衰竭等;皮肤接触中毒者,有明显的皮肤接触史,可伴有皮肤烧伤。

对吸入性化学中毒病人现场应如何急救?

查看环境是否安全,做好防护。对吸入性化学中毒者,应迅速将病人搬离有毒环境,移至空气清新的安全地点(上风或侧风方向),使其呼吸到新鲜空气,并解开衣扣;保持其呼吸道通畅,及时清除口、鼻腔的分泌物,防止因舌后坠堵塞呼吸道。特别强调,当氰化物中毒病人需要心肺复苏时,由于氰化物可通过肺排泄,应避免进行口对口人工呼吸,以防间接中毒。

化学烧伤的自救、互救措施有哪些?

(1)对于酸、碱等化学物质所致的烧伤,立即移除污染的衣物,清除皮肤表面化学物质,并尽快使用大量流动清水冲洗患处30分钟至2小时。

(2)盐酸和浓硫酸遇水会释放大量热量,可在使用肥皂水或者石灰水去除皮肤表面残留酸后,再使用大量流动清水冲洗创面。

(3)对化学物质污染处进行冲洗时,还须尽可能避免将其扩散到邻近未烧伤区域,同时避免进入浴缸进行冲洗或者浸泡,以免导致损伤范围扩大。

（4）不建议将中和剂应用于化学烧伤后创面的处置。

生活中出现食入性化学中毒如何急救？

对口服毒物的病人,若其意识清醒,可做催吐处理,尽早将胃内大部分的毒物排出,以达到减少毒素吸收的目的。用汤匙柄或指甲不长的手指等刺激病人咽后壁或舌根以催吐,注意动作要轻柔,避免损伤咽部。如果胃内容物过于黏稠,不易吐出,可让病人先喝适量温清水（不可用热水）、盐水或相应解毒液体,然后再进行催吐。如此反复,直至吐出液体变清为止。空腹服毒者应先饮水 500ml,以利于催吐,并立即就医寻求专业医疗帮助。

📖 拓展阅读

眼部化学烧伤现场清洗措施

眼部化学烧伤是严重的眼科急症,通常由酸或碱造成。可立即用等渗盐水或清水冲洗眼部半小时,动作要轻柔,防止出现眼睑痉挛、结膜充血及角膜上皮损伤等。对特殊情况应特别处理,如为碱烧伤须再用 3% 硼酸溶液冲洗,酸烧伤则用 2% 碳酸氢钠溶液冲洗。若是眼部局部烧伤,为防止干燥所致眼部损害,应用单层凡士林纱布覆盖以保护裸露的角膜,切不可用眼罩或纱布包扎。

◇ 灾害知识知多少 ◇

（李心群）

第四节　饮用水污染

案例导入 >>>

2005 年 11 月 13 日，某石化公司双苯厂发生爆炸事故，事故区域排出的污水进入松花江，污水内的苯、苯胺、硝基苯、二甲苯等主要污染物均超过国家规定的排放标准，污染带长约 80km，造成松花江重大环境污染事件，导致松花江沿岸数百万人饮用水困难。

导致饮用水污染的原因有哪些？饮用水污染会发生什么危害？如果发生饮用水污染，该如何应急处理？

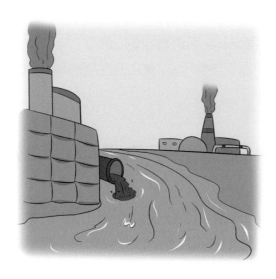

1. **生活饮用水水质应符合哪些基本要求？**

生活饮用水是供人生活的饮水和用水，其水质应符合以下要求：

（1）不应含有病原微生物。

（2）水中化学物质不应危害人体健康。

（3）水中放射性物质不应危害人体健康。

（4）感官性状良好。

（5）应经消毒处理。

 2. **饮用水污染的原因包括哪些？**

（1）饮用水水源地污染：大量的工业废水和生活污水直接或间接地排入江、河、湖泊和水库，生活垃圾污染、农田灌溉回水、水土流失等。

（2）二次供水污染：水池、水箱、水塔及供水管线等二次供水设施内表面涂层脱落，未定期进行清洗、消毒。

（3）水处理过程中产生污染：使用的混凝剂和消毒剂引起二次污染。

 3. **如果发生饮用水污染，该如何应急处理？**

（1）当自来水出现问题时，应立即停止使用，及时向卫生监督部门或疾病预防控制中心报告情况，并告知居委会、物业部门和周围邻居停止使用。

（2）用干净的容器留取3～5L水作为样本，提供给卫生防疫部门。

（3）不慎饮用了被污染的水，要密切关注自己的身体有无不适。如果出现异常，应立即到医院就诊。

（4）接到政府管理部门有关水污染问题被解决的正式通知后，才能恢复使用自来水。

📖 拓展阅读

二次供水卫生管理

二次供水设施是指将来自集中式供水的管道水另行加压、贮存，再送至用户的供水设施。水箱、蓄水池都属于二次供水设施。根据我国饮用水相关行业标准，应至少每年或每半年对二次供水储水设施进行清洗和消毒，水质指标应符合国家《生活饮用水卫生标准》。若水出现乳白色气泡，煮沸后出现白色絮状物，这不属于水质问题，与高压密闭管道输送、水硬度有关，待静置后可饮用澄清部分。若水有铁锈色、异味等，则不可饮用，应排查原因并做相应处置。

03章04节

◇◇ 灾害知识知多少 ◇◇

（郭　霞）

第五节　爆炸事件

案例导入 >>>

2015 年 8 月，某地危险化学品仓库发生连串爆炸事件，造成极为严重的恶性安全事故。

为什么会发生爆炸？常见的爆炸包括哪些类型？应如何进行自救和施救？

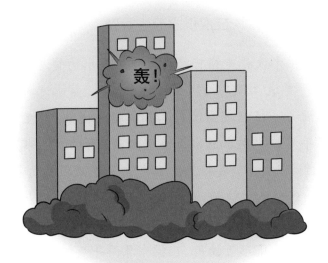

 1.　爆炸事件如何分类？

爆炸事件分为意外爆炸事件和人为爆炸事件。

（1）意外爆炸事件：是一种突发的恶性事故，如煤气、瓦斯泄漏及烟花爆竹爆炸事件；锅炉、高压锅爆炸事件；核泄漏造成的爆炸事件；化工厂、军工厂、弹药库的爆炸事件等。

（2）人为爆炸事件：是指以爆炸物实施毁伤、破坏的犯罪事件，是一种突发的严重危害公共安全的事件，如战争时期使用炸弹、导弹等强大杀伤武器导致的炸伤等。

 在爆炸现场如何进行自救？

（1）寻找最近的安全出口或逃生通道尽快离开。

（2）身穿衣物着火时，就地迅速卧倒，滚动压灭火焰，用水或不易燃的物品覆盖灭火。

（3）无法立即离开现场时，尽量蹲下、趴下或躲到结构物后方寻找掩护。

（4）用湿毛巾或可以过滤空气的物品覆盖口鼻，遮挡眼睛。

（5）尽快拨打紧急救援电话。

（6）远离明火，避免引发火灾。

（7）注意防范次生伤害。

 在爆炸现场如何进行施救？

（1）优先考虑施救人员和周围民众的安全，切勿贸然进入危险区域。

（2）迅速启动应急预案，调动救援队伍和装备到达现场，尽快展开救援行动。

（3）通过现场勘察和搜索，迅速找到爆炸现场可能受伤的人员，并及时进行救治和转运。

（4）针对爆炸引起的环境污染和安全隐患，采取有效措施进行环境治理和安全防护。

（5）各救援组织之间需要密切协作、有效分工，以提高救援效率，最大限度地减少人员伤亡和财产损失。

4. 如何避免爆炸事件现场发生二次爆炸？

（1）了解与识别爆炸现场发生爆炸的物品及量。

（2）提高警觉，注意特殊气味及判断有无易燃、易爆的物品及气体。

（3）在爆炸现场 50m 范围内不要使用通信设备，如无线电或手机。

（4）判断并确定有无可疑物体和人员。

（5）除非该地区已被执法人员确认安全，否则不应进入爆炸区。

5. 对爆炸伤伤口的处理原则有哪些？

（1）尽量保存皮损、肢体，包括离断的肢体，最大限度地避免伤残和减轻伤残程度。

（2）对颅脑外伤有耳、鼻流血者不要堵塞，胸部有伤口并随呼吸出现血性泡沫时，应尽快封住伤口。

（3）腹部内脏脱出时，不能将脱出脏器送回，可用消毒后的湿无菌敷料覆盖后,再用碗等容器罩住以保护脱出脏器,免受挤压,并尽快送医院处理。

爆炸伤后轻度烧伤如何处理?

(1)现场急救方式:谨记冲、脱、泡、盖、送的原则,尽快降温,保持伤口干净,避免细菌感染。①冲:立刻用干净的清水冲洗患处降温,去除烟尘。②脱:脱去患处的衣物,以免皮肤因烧伤之后蛋白质变性,导致皮肤与衣服粘在一起。③泡:将患处泡在干净的冷水中,避免使用冰水以免造成刺激,甚至失温。④盖:降温之后使用无菌纱布、棉质衣物、棉质毛巾将伤口盖住。⑤送:尽快送医。

(2)注意事项:①不要自行挤压患处、撕破水疱。②不要用牙膏、蛋清、黄油涂抹患处,以免引起感染。③不要冰敷,会造成进一步损伤。

爆炸伤后严重烧伤如何处理?

立即拨打"120"或及时就近就医。

(1)不要强力撕脱烧焦的衣物,可以用冷水冲淋后剪开,保留创面粘连部分。

(2)如果伤者呼吸、心搏骤停,应紧急实施心肺复苏,注意观察伤者是否有休克表现。

(3)覆盖烧伤创面,可以使用透气、湿润的无菌绷带,洁净的湿布或湿毛巾。

（4）抬高烧伤肢体，以减轻肿胀。

（5）切勿将大面积深度烧伤部位浸入冷水中长时间冲洗，以免导致病人出现低体温症。

（6）注意保暖。

📖 拓展阅读

爆炸事件现场分区

爆炸事件现场分为热区、暖区和冷区，热、冷区之间的距离至少为50m，风和水流方向应为从冷区、暖区到热区。冷区是清洁区，是指挥中心及确定未被污染的伤者救援地，指挥协调、紧急医疗等任务都在此进行。暖区是冷区和热区之间的缓冲地带，对人员和装备进行洗消、除污的区域。热区是紧邻事故污染现场的区域，进入热区的应急人员必须穿上最高级别的个人防护装备，对幸存者进行救援、疏散等。

◇◇ 灾害知识知多少 ◇◇

（钟　娟）

第四章

事故灾害救援

第一节　交通事故

案例导入 >>>

2014 年 7 月，某市境内高速公路上，一辆轻型货车与一辆大型普通客车发生追尾碰撞。轻型货车运载的乙醇瞬间大量泄漏并起火燃烧，致使 5 辆车被烧毁。

交通事故包括哪些类型？有什么特征？对伤员应如何实施救治？

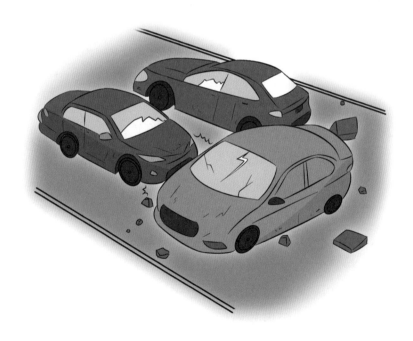

1. 交通事故包括哪些?

狭义的交通事故是指道路交通事故,包括公路、高速公路交通事故,广义的交通事故还包括铁路、船舶、飞机等造成的事故。交通事故致死率高,对其伤员的抢救主要是院前急救及院内急救两部分。交通事故造成的死亡,约有 50% 发生在事故瞬间,35% 发生在受伤害后 1~2 小时内,15% 发生在受伤害后 7 天内。伤员如果能得到及时救治,约 1/3 可免于死亡。

2. 人们对交通事故常见的认识误区有哪些?

认识误区被称为交通事故的"罪魁祸首",引发了人们不良的交通行为,以及未能在事故发生后进行较好的自救、互救。常见的认识误区包括:

(1)交通事故只与开车的人有关。

(2)交通事故一般不会出现重大人员伤亡。

(3)"车怕人"思想严重,行人可以不遵守交通法规。

(4)交通事故相关法规太烦琐,等到有用时再学习也不迟。

(5)发生交通事故时,唯一能做的就是等待救援的到来,自己做不了什么。

(6)发生交通事故时,要先保护自己的财产,再想办法自救。

因此,正确认识交通事故,掌握一定的自救、互救技能,是降低交通事故发生率和减轻事故所致伤害的有效途径。

发生交通事故时，如何自救？

（1）车辆在行驶中发生事故时，乘客不要盲目跳车，应在车辆停下后再陆续撤离。

（2）飞机发生颠簸时，应立即系好安全带，遇到紧急情况时，还应双手用力抓住前排座椅，身体紧紧压在椅子上，尽量弯下身体，低下头，防止受伤。

（3）轮船发生火灾时，应听从指挥向上风方向有序撤离。撤离时可用湿毛巾捂住口鼻，尽量弯腰快跑。当需要弃船时，应立即穿好救生衣，按各船舱中的紧急撤离图示方向离船。弃船后尽快远离船舶，防止下沉的船舶造成漩涡，把人卷入。

（4）车祸发生时，驾乘者应沉着冷静，保持清醒的头脑，千万不要惊慌失措。迅速拨打"122"交通事故报警电话，有人员受伤时拨打"120"医疗急救电话。

 交通事故现场互救需要注意什么？

（1）设法拨打交通事故报警电话或派人报告公安交通管理部门，告知出事的时间、地点、伤亡情况等；并设法通知紧急救护机构，请求派出救护车和救护人员。

（2）对于伤员，不必急于把他们从车上或车下往外拖，而应首先检查伤员是否失去知觉，还有没有心跳和呼吸，有无大出血，有无明显的骨折。具体可参考本书第六章"灾害救援常见技术"。

（3）如果伤员有严重外伤、出血，可将头部放低、伤处抬高，并用干净的手帕、毛巾在伤口上直接压迫或把伤口边缘捏在一起止血。

（4）发生开放性骨折和严重畸形时，可能由于伤员穿着衣服难以发现，因此不应急于搬动伤者或扶其站立，以免骨折断端移位，损伤周围血管和神经。如果伤员发生昏迷，瞳孔缩小或散大，甚至瞳孔对光反射消失或迟钝，应考虑有颅内损伤情况，必须立即送医院抢救。

（5）至于伤情一般的伤员，可根据不同的伤情予以早期处理，采取自认为恰当的体位，耐心等待有关部门前来处理。

 事故现场如何保存断肢、断指?

正确保存断指是再植成功的前提。在事故现场应首先将离断的断肢、断指放入塑料袋中，再放入冰盒中保存，及时后送，并争取在6小时内实施再植手术。

📖 **拓展阅读**

公路交通事故发生征兆

当发现路面颜色变化、前车缓慢、前车变道、车内异味等情况时应警惕发生公路交通事故。当路面颜色变化时，常提示路上有水或路中有坑洞。当前车缓慢时，许多驾驶员喜欢加速变道超车。一般车内发生异味，外部原因可能是前方发生山火，或者由于交通事故引发的各种有害气体泄漏；内部原因可能是车辆发生机械故障，如刹车片磨损过大、离合器烧毁等。无论哪种原因都必须引起重视。

◇ 灾害知识知多少 ◇

（符　敏　常　浩）

第二节　火灾

案例导入 >>>

2023 年 4 月，某医院东楼发生火情。接警后，消防、公安、卫生管理、应急等部门即赴现场处置，现场明火很快被扑灭。

为什么会发生火灾？火灾包括哪些类型？如何避免高层建筑火灾的发生？对伤员应如何实施救治？

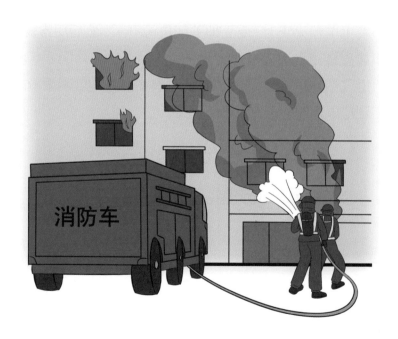

为什么会发生火灾？

导致火灾发生的原因主要有两个方面：一是自然因素引起的火灾；二是人为因素引起的火灾。在这两者中，人为因素占主要部分，其中主要有电气原因、生活用火不慎、生产作业、放火、玩火、吸烟、其他不明原因。在我国，电气原因是引起火灾的首要原因。

 如何避免电气火灾事故的发生？

（1）不要私拉乱接电线，不要随便移动带电设备。

（2）应采用套管布线，常打扫线路和绝缘子，勿积油污。

（3）检查线路上所有连接点是否牢固、可靠，线路附近不得存放易燃物品。

（4）发生电器火灾时，应立即关闭电源开关，然后用常规的方法灭火，不能直接用水冲浇电器。

（5）电气线路的配线和安装人员须具备相应电工特种作业操作证，电工证应及时复审，严禁无证上岗。

 火灾所致的伤情特征有哪些？

（1）直接伤害。①火焰烧伤：火灾中火焰表面温度可达到800℃以上，最容易出现烧伤。②热烟烧伤：火灾中通常伴有烟雾流动，吸入高温的烟气会烧伤呼吸道。③吸入性损伤：伤员表现为喘息、声音嘶哑、吞咽困难等，严重者因出现呼吸衰竭而死亡。

（2）次生伤害。浓烟窒息、中毒；砸伤、埋压、刺伤、割伤等。

4. 电烧伤如何自救、互救？

（1）在确保施救人员自身安全的情况下，使伤者迅速脱离电源。

（2）若为高压电烧伤，在关闭电源前，施救人员不应靠近伤员，须立即拨打"119"等急救电话，寻求专业人员的帮助；若为低压电烧伤，则可通过关闭电闸或使用木棍、木杆等不导电的物体使伤员脱离电源，以阻止电流对伤员的持续损害。

（3）尽快脱掉伤员身上烧焦或者冒烟的衣物及所有与体表皮肤接触的金属。

（4）对于电接触烧伤，不推荐常规冷疗，建议覆盖创面后将伤员紧急送往医院治疗。

（5）若发现伤员意识不清或呼吸、心搏骤停，应立即拨打急救电话并尽快开始心肺复苏。

5. 公共场所发生火灾时如何自救？

（1）保持镇静，有序疏散，摸清逃生通道，迅速采取灭火措施。

（2）若火情扑救无果，立即拨打"119"求救。

（3）不乘坐电梯，尽量往下层跑；若通道被烟火封阻，应逃往天台、阳台处。

（4）穿过烟火封锁区时，可向头、身浇冷水或用湿毛巾、湿棉被等将头、身裹好,匍匐或弯腰撤离。

（5）可利用落水管、房屋内外突起部位等建筑设施逃生。

（6）身上着火时,不要奔跑,应脱掉衣服就地打滚灭火。

6. 火灾事故现场互救需要注意什么?

（1）一旦发生火灾,要在第一时间拨打"119"报警电话。

（2）发生火灾时,如果明确起火点,火势不大时,使用灭火器、灭火毯等消防器材灭火。

（3）迅速反应,立即撤离。

（4）楼梯疏散,不坐电梯。

（5）避免吸入有毒和高温烟气,淋湿衣物和头发,不裸露皮肤,用湿毛巾捂住口鼻,以低姿势贴近地面逃生。

（6）时刻关注身边的亲人、朋友。

📖 拓展阅读

全国消防安全宣传教育日

我国消防安全宣传教育日设于每年的 11 月 9 日。在电话号码中,"119"是消防报警电话,与 11 月 9 日中这 3 个阿拉伯数字同形同序,易被人们接受。为什么选用"119"作为消防报警电话呢? 原来,"1"在古时候念作"幺"(yāo),跟"要"字同音,"119"就是"要要救",而且这一天前后,恰恰正值风干物燥、火灾多发之际,全国各地都在紧锣密鼓地开展冬季防火工作。所以为了增强全民的消防安全意识，使"119"更加深入人心，公安部于1992年发起消防安全宣传教育日。

◈ 灾害知识知多少 ◈

（李雪芹）

第三节　踩踏事件

案例导入 >>>

2014年12月，正值跨年夜活动，某市户外广场通往观景平台的人行通道阶梯处有人出现跌倒，继而引发多人摔倒、叠压，致使拥挤踩踏事件发生，造成30余人死亡，40余人受伤。

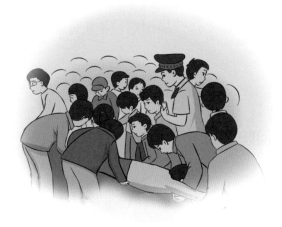

为什么会发生踩踏事件？踩踏事件的致伤因素有哪些？该如何进行自救和互救？

踩踏事件是如何发生的？

当人群较为密集、过度拥挤时，会致使一部分甚至多数人因行走或站立不稳而跌倒并且未能及时爬起，被人踩在脚下或压在身下，造成人群惊慌失控，出现短时间内无法及时控制、制止的场面，造成轻则受伤、重则身亡的严重后果。

踩踏事件的特点是什么？

（1）常发生于人群相对集中、人员疏导管理不到位的地方，容易造成群死群伤，如运动场馆、大型活动现场、学校、娱乐场所等。

（2）发生时间常见于节假日、举办大型活动时。

（3）突发性强，现场信息交流、沟通难度大，难以统一指挥、协调一致。

（4）应急救援处置工作开展困难，应急通道难以有效开通，救援力量行动不便。

如何防范踩踏事件的发生？

提前做好有效的防范是减少踩踏事件发生、降低危害性必不可少的环节。

（1）从个人方面：应平时多积累防范知识，增强意识，时刻保持警惕，对潜在的危险能够采取应对措施。

（2）从组织者方面：提前做好宣传工作，建立健全完善的制度、设施、详细的应急预案。在组织大型活动中，实行相关责任人问责制，做好人员的登记和监管。相关部门应紧密协调、配合，做好防范踩踏事件的应急演练。

4. 发生踩踏事件如何自救？

踩踏现场一旦摔倒，牢记自救"二十四字诀"：紧急侧卧，双手扣颈；护住头部，蜷缩成团；并腿收拢，全身紧绷。具体方法如下：

（1）要跟随人流方向行走，如果带着老年人或者儿童，行动比较缓慢，可以先找一个坚固的墙体进行躲避，等人流散了再离开。

（2）保持正确的行走姿势，身体放松，双手放于胸前，保护好自己的内脏，尽量稳固好自己的重心；如果携带背包，一定要放在身前，既能给自己增加空间，又可以避免被后面的人卡住摔倒。

（3）如果不小心被撞倒，要立即双手抱头、侧身蜷缩，尽可能地保护好自己的胸部和腹部。

（4）如果不小心摔倒，千万不要放弃，也不要在原地不动，一定要第一时间爬起，不断爬行，尽可能寻找机会站起来。

发生踩踏事件互救需要注意什么?

（1）对于现场互救，一般救命的黄金时间是4～6分钟。出现踩踏事件后，应立即拨打"110""120"，等待救援。

（2）在救护人员到达现场之前，抓紧一切时间用科学的方法开展救治，要遵循先救重伤者、老年人、儿童及妇女的原则。在进行现场救治时，发生以下情况者应予以优先救治：呼之不应者、脉搏急促而乏力者、有明显外伤且伤情较重。

（3）踩踏事件中比较容易发生骨折和挤压伤。对于骨折伤员，切忌随意移动伤肢，可以用衣服、毯子等软垫包裹伤肢，保持固定位等待救援。

（4）对出现心搏骤停的伤员，应立即进行心肺复苏，为抢救生命争取有效时间。

📖 **拓展阅读**

进入人员密集公共场所时的注意事项

进入人员密集的公共场所时，要注意观察周围环境，包括安全出口、疏散通道、安全门，以及灭火器和消防栓位置，牢记箭头指示的疏散方向。要遵守场所内的规定和指示，不要随意将未熄灭的烟头等带有火种的物品扔在垃圾桶、绿化带或过道上，使其成为危险源。要保持警觉，时刻注意周围环境的变化和人员流动情况。如果遇到紧急情况，如火灾、地震等，要保持镇静，不要惊慌失措,迅速找到安全出口和逃生路线,按照指示有序撤离现场。

──◇ 灾害知识知多少 ◇──

（李　靖）

第四节　矿难

案例导入 >>>

2005 年 2 月,某煤矿发生一起特别重大的瓦斯爆炸事故,造成了严重的人员伤亡和经济损失。

为什么会发生矿难? 矿难包括哪些类型? 如何实施自救与互救?

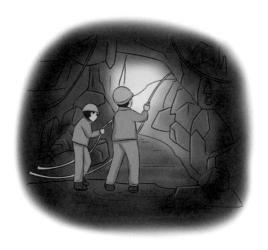

常见的矿难有哪些?

矿难是指在采矿过程中发生的事故,常见的矿难有瓦斯爆炸、煤尘爆炸、瓦斯突出、透水事故、矿井火灾及顶板塌方等。

 矿难自救与互救的基本原则是什么?

(1)迅速撤离灾区:当发生重大灾害事故时,灾区不具备事故抢险的条件,或者在抢救事故时可能危及营救人员自身安全时,应迅速撤离现场,躲避到安全地点或撤到井上。

(2)及时报告灾情:在灾害事故发生初期,现场作业人员应尽量了解和判断事故性质、地点和灾害程度,在积极安全消除或控制事故的同时,及时向矿调度室报告灾情,并迅速向事故可能波及的区域人员发出警报。

(3)积极消除灾害:利用现场条件,在保证自身安全的前提下,采取积极有效的措施和方法,及时投入现场抢救,将事故消灭在初始阶段或控制在最小范围内,最大限度地减少事故造成的损失。抢救人员时,要做到"三先三后"(即先抢救生还者,后抢救已死亡者;先抢救伤势较重者,后抢救伤势较轻者;对于窒息或心搏、呼吸停止不久,出血和骨折的伤员,先复苏、止血和固定,然后搬运)。

(4)妥善、安全避灾:当灾害事故发生后,避灾路线因冒顶、积水、火灾或有害气体等原因造成阻塞,现场作业人员无法撤退时,或在自救器有效工作时间内不能到达安全地点时,应迅速进入避难硐室和灾区较安全地点,或者就近快速搭建临时避难硐室,进行自救、互救,妥善安全避灾,努力维持和改善自身生存条件,等待营救。

3. 发生瓦斯爆炸如何自救?

瓦斯爆炸是指瓦斯和空气混合达到一定浓度,在高温或遇火的条件下急剧燃烧,产生的爆炸事故。自救措施包括:

(1)迅速背向空气震动的地方卧倒,用湿毛巾捂住口鼻,减少肉体外露。

(2)迅速戴好自救器,辨清方向,沿避灾路线尽快离开事故现场。

(3)避灾时,应用敲击的方式,有规律并间断地发出呼救信号,向营救人员指示躲避处的位置。

4. 发生透水事故如何自救?

透水事故是指矿井在建设和生产过程中,地面河水、地下河水或老窑水通过裂隙、断层、塌陷区等各种通道涌入矿井,当矿井涌水超过正常排水能力时,将造成矿井水灾,通常称为透水或穿水。自救措施包括:

(1)首先要尽力判明水源性质,并用最快的方式通知附近地区的工作人员一起按规定的路线撤出。要手扶支架躲过水头冲击处向高处走,进入上一个水平位,然后出井。

(2)如出路已经被水隔断,要迅速寻找井下位置最高、离井筒或大巷最近的地方暂时躲避。同时定时在轨道或水管上敲打，发出呼救信号。

（3）人撤出透水地区以后，立即紧紧关闭水闸门。

5. 发生冒顶事故如何自救？

冒顶是指顶板失控而自行冒落的现象。自救措施包括：

（1）减少个人呼吸量，静卧呼吸，并注意加强支护以防继续冒顶。

（2）被堵处如果有压风管路，可打开阀门供氧，人员可附在管路出口附近。

（3）若堵住出口的煤矸石量不大，应注意顶安全，经常敲打物体向救护人员发出信号。

6. 矿山事故救援联络信号内容是什么？

矿山（隧道）事故发生后，救援人员和被困人员在采取防爆安全措施的情况下，可利用坚硬物体敲击管路、铁轨、钻杆等发出"5432"救援联络信号。联络信号有4组：5声"呼救"、4声"报数"、3声"收到"、2声"停止"。联络信号具体内容如下：

5声——寻求联络（被困人员敲击5声为求救信号；救援人员敲击5声为寻求联络信号）。

4声——询问被困人员数量（救援人员敲击4声为询问信号，被困人员确认收到后，按被困人数敲击为回复信号）。

3声——收到（敲击3声表示"收到"对方信号和意图）。

2声——停止（被困人员敲击2声为"停止"，表示停止给氧补给或遇突发情况须停止行动）。

每次敲击间隔1秒，分组发出信号，每组信号间隔30秒。明白意图后敲击3声回复"收到"，未"收到"回复可重复敲击发出信号。

📖 **拓展阅读**

硫化氢中毒

硫化氢是一种由含硫有机物分解或金属硫化物与酸作用而产生的，有臭鸡蛋味的有毒气体。硫化氢中毒是矿难事故化学中毒的一种，中毒者表现为畏光、流泪、眼刺痛等，并有头昏、头痛、乏力等，严重者出现呼吸困难、反应迟钝，进而出现意识模糊、昏迷，最后因呼吸麻痹而死亡。参与现场抢救者应穿防护服、戴防毒面具，快速将病人抬离中毒现场，移至空气新鲜、通风良好处，解开其衣领、裤带等，吸入氧气。对于呼吸停止者，立即行人工呼吸或气管插管。可使用高铁血红蛋白形成剂解毒治疗。

◇ 灾害知识知多少 ◇

（王淑芹）

第五章

社会安全事件救援

第一节　生物恐怖袭击事件

案例导入 >>>

2001 年，某恐怖事件发生后，出现了炭疽杆菌恐怖袭击事件，造成百余人感染，22 人发病，5 人死亡，引发了巨大的社会恐慌和心理恐怖，并迅速在世界各地蔓延。

什么是生物恐怖袭击？生物恐怖事件能造成哪些危害？

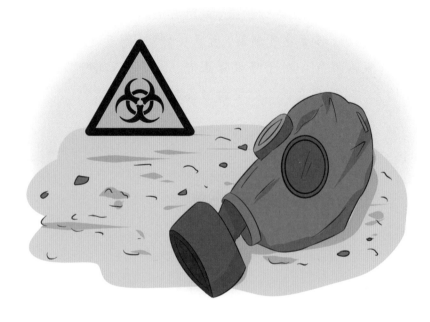

什么是生物恐怖袭击?

生物恐怖袭击是指故意使用致病性微生物、生物毒素等实施袭击,损害人类或者动、植物健康,引起社会恐慌,企图达到特定政治目的的行为。

生物恐怖袭击的主要目标是什么?

生物恐怖活动主要攻击人口密集场所和时机,如运动会、节日聚会、娱乐场所、大商场等;交通枢纽,如火车站、机场等;有象征性的场所,如水库、重要水源等;行政机构和要害场所;防卫薄弱容易下手的场所等。

我国对生物恐怖袭击的应对准备有哪些?

我国在借鉴发达国家经验的基础上,充分应用医学防护科研的理论与技术成果,结合灾害等突发事件,建立应急处置机制。

(1)重点把握应急医学处置的 3 个关键环节,即现场采样取证、早期快速检出、伤员和人群妥善处理。

(2)依据生物袭击发生、特点和后果,做到及时发现、准确侦检、迅速控制,建立法规标准体系,依法行动。

(3)建立组织指挥、专业队伍、技术支撑和保障体系。

(4)将应对准备与国家反恐斗争准备紧密结合,与灾难救援系统兼容。

个人如何防护生物恐怖袭击?

(1)物理防护:使用防护用品和装备。①呼吸道防护,如 N95、N99 口罩,防护面罩等;②皮肤黏膜防护,如眼罩、手套、靴及鞋套等;③全身防护,如生物防护服、正压防护服等。

(2)医学防护:①免疫防护,如疫苗接种、使用免疫血清、注射丙种球蛋白等生物制剂;②药物防护,根据生物恐怖袭击的病原体种类服用相应药物,注意不可擅自服药。

(3)个人防护:注意个人卫生,坚持饭前洗手,不吃未煮熟的肉类食物,不吃野生动物,不喝未煮沸的水,保持居住环境干净,定时进行杀虫灭鼠等。

什么情况下可能发生了生物恐怖袭击?

(1)在公共场所或重要建筑物、会场等发现:①异常液体、液滴、喷雾或气雾;②可疑的装置或包裹、遗弃的容器和面具;③人员和/或动物的异常反应、发病、死亡;④警告、威胁要使用生物病原体。

(2)异常疾病发生:①在短期内突然出现来源不明或当地从未发生过的传染病;②传染病病例数大大超过既往同一时间记录或预期人数,且病人病情异常严重;③在非流行季节出现了疾病流行或暴发;④在没有特定媒介昆虫活动的季节或地域发生了虫媒传染病;⑤在短期内有人员、家畜或动物出现人兽共患病;⑥在同一地区发生多种病原体、多条传播途径混合的状况,或同时出现多种传染病的流行或暴发。

（3）动、植物异常：①农作物等植物发生异常的病害或虫害；②家畜和野生动物发生异常疾病或原因不明的疫情。

6. 遇到生物恐怖袭击如何自救?

（1）判明情况：不要惊慌，尽量保持镇静，判明情况。

（2）做好防护：利用环境设施和随身携带的物品，遮掩身体和口鼻，如紧扎袖口、领口及裤管，穿布袜子并将袜子套在裤管外面，戴口罩，使用湿毛巾遮掩口鼻等，有条件时在皮肤外露部分涂上驱虫剂，避免或减少病原体的侵袭和吸入。

（3）尽快远离污染源：不要触碰可能的污染源，尽快寻找出口，尽量向着与风垂直的方向迅速、有序地离开污染源或污染区域。条件许可时，可以进入门窗紧闭的房间或有滤毒设备的地下室、掩蔽部，也可选择大型工事等集体防护设施。

（4）报警求助：及时报警，请求救助。可拨打"110""119""120"或向附近的工作人员报警求助。

（5）服从组织安排：听从相关人员的指挥，不要回家或到人员多的地方，避免扩大病原污染，配合相关部门做好后续工作。

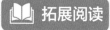 拓展阅读

生物恐怖袭击的危害

生物恐怖袭击会造成以下危害：

（1）危害公众身心健康。人们会产生害怕、惊吓等强

烈感受，出现肌肉紧张、心动过速、呼吸加快等一系列的症状和体征。

（2）影响生态环境。一些长期存活或者可繁殖的病原体，会在特定的条件下形成新的自然疫源地，对生态环境造成持续破坏。

（3）对医疗体系产生巨大的挑战。袭击会在短期集中暴发，导致大量伤员，若救治超出该区域内医疗机构正常负荷，医疗体系的资源就难以为继，甚至会崩溃。

（4）扰乱社会经济发展，危害国家安全。

———◇ 灾害知识知多少 ◇———

（汉瑞娟）

第二节　化学恐怖袭击事件

案例导入 >>>

越南战争期间，美军曾大量使用了除莠剂毁坏农作物和森林。除莠剂是清除田间杂草的药剂，大量使用能使植物叶子变黄、枯萎、脱落，达到暴露对方目标、限制游击队行动的目的。除莠剂使用状态为白色、橙色、蓝色粉末或油状液滴，人员吸入、误食或皮肤大量接触，也会引起中毒。

　　什么是化学恐怖袭击事件？如何及时发现化学恐怖袭击事件？如何及时进行防护？

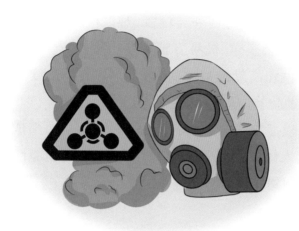

 什么是化学恐怖袭击事件？

　　化学恐怖袭击事件是指恐怖分子以有毒、有害化学品为手段而进行的恐怖活动，是一种或几种有毒、有害物质释放的突发事件，能在短期或较长时间内损害生命健康或危害环境。化学恐怖袭击事件包括可引起疾病、损伤、残废或死亡的有毒、有害物质的释放、火灾及爆炸等。

 化学恐怖袭击事件有哪些特点？

　　（1）突发性：由于袭击时间、地点具有不可控性，以及用于袭击的化学毒剂毒性强、作用发生迅速、危及范围大，使得此类袭击往往是突发和难以预料的。

（2）群体灾害性：毒性化合物在较短时间内可导致多人同时中毒，一般死亡率可高达50%左右。

（3）隐匿性：化学毒剂种类较多，难以检测和快速确诊，中毒病人临床表现又复杂多样，极易造成误诊。

（4）快速性和高度致命性：多数毒剂在较高浓度时可使人在数秒内死亡，如氰化物、氯气、硫化氢等。

（5）人体损害的多样性：具有损害多样性，除可造成中毒者死亡外，也可引起人体各器官、系统暂时或永久性的功能性或器质性损害，还可能影响到后代。

 3. **化学毒剂的主要危害是什么?**

（1）神经性毒剂：又称有机磷毒剂，代表物为沙林等；主要是抑制生物体内活性物质胆碱酯酶的活性，从而使中毒者出现神经系统功能的紊乱，是一种剧毒、高效、连杀性致死剂。

（2）糜烂性毒剂：又称起疱剂，代表物为芥子气，有"毒剂之王"之称，通过破坏组织细胞中的酶和核酸而导致细胞坏死，从而糜烂皮肤和伤害各类器官，有全身中毒作用，可致中毒者死亡。

（3）窒息性毒剂：又称肺损伤剂，代表物为光气，通过损害呼吸系统造成人体缺氧、窒息而中毒，属于暂时性致死剂，毒性一般较小，比较容易防护。

（4）全身中毒性毒剂：属于氰类毒剂，经呼吸道吸入、作用于细胞呼吸链末端细胞色素氧化酶，使细胞能量代谢受阻、功能失调，是一种速杀性毒剂，可在15分钟内致死。

（5）刺激性毒剂：包括对眼有刺激性的催泪性毒剂，对鼻和喉有刺激性的喷嚏性毒剂及对其均有刺激性的复合型刺激剂。催泪性毒剂的代表物为苯氯乙酮，有苹果花香气味，针对此类毒剂，防毒面具可以有效防护，现多用为"控暴剂"。

（6）失能性毒剂：代表物为毕兹，是一种用来使对方丧失战斗力的毒剂，可以通过呼吸道吸入引起中毒，产生幻觉、思维能力受阻等症状，一般不会造成永久性伤害或死亡。

 4. 如何及时发现化学恐怖袭击事件?

及时发现发生了化学恐怖袭击是做好防护工作的前提。除使用专业装备、器材进行侦察报知外，还可以根据对以下几种情况的观察及时发现：

（1）投放迹象：敌机布洒毒剂时，一般飞得较低，机翼下面喷出有色烟雾，与洒农药相似。落在地面上有油状液滴或粉末。若使用毒气弹，炸声低沉，并产生有色烟雾云团，弹片大、弹坑小，弹坑附近有液滴斑点或粉末等。

（2）动、植物的异常变化：动物对毒剂较敏感，症状出现快，如蜂、蝇飞行困难，抖动翅膀；鸟、鸡、鼠、兔、羊、狗等眨眼，瞳孔放大或缩小、流口水、站立不稳、呼吸困难等；植物叶子出现油状液滴或斑痕，茎叶卷缩，甚至枯萎，花朵出现明显的颜色变化。

（3）人员的异常感觉：大部分毒剂都有一定的气味，并对人体产生刺激作用。空气中突然出现某种气味，或人员出现视物模糊、流泪、口舌发麻、呼吸困难、胸闷，皮肤有烧灼、发痒、刺痛等感觉，说明可能中毒。

发生化学恐怖袭击事件时如何及时防护？

防护是阻止毒剂通过各种途径与人体接触所采取的措施。常用的防护方法分为物理防护与化学防护。

（1）物理防护：主要是在毒剂和个体之间建立人工屏障，防止液体、气溶胶或气体形式的渗透，如通过佩戴防毒面罩、穿戴防护服等覆盖整个身体，此类防护用具都具有一定的时效性，须定时更换。

（2）化学防护：是指将化学毒剂转化为可以安全处理的低毒或无毒产物，降解化学毒剂及其模拟物，通常涉及的化学反应是亲核反应或氧化反应。

 皮肤染毒的洗消及注意事项有哪些？

（1）立即用纱布或棉花吸去可见的毒液或可疑液滴。

（2）按不同的毒剂、毒物使用对应消毒剂，对皮肤进行消毒。

（3）无专门消毒剂时，可先用毛巾、棉花等吸去皮肤上的可见毒液，然后用水冲洗或用肥皂、洗衣粉、草木灰等水溶液洗涤。就地使用未染毒的泥土擦拭，也能减轻伤害。

（4）皮肤洗消时的注意事项：①争取时间，快速消毒，越早越好。②为了防止在消毒过程中皮肤染毒面积扩大，应先用毛巾、布片等物吸去可见的毒剂液滴，不可来回擦拭。③用消毒剂时不要用力擦，防止擦伤皮肤，加速毒剂或毒物的吸收。④多数消毒剂对皮肤有刺激性，因此，用消毒剂后最好以水洗净，或在用后 10 分钟用棉花等擦净。⑤如毒剂、毒物已通过衣服渗透至皮肤，应尽快脱去染毒衣服或撕去染毒部分，直接在染毒皮肤上消毒。

各类毒剂中毒后的急救方法是什么?

（1）神经性毒剂：应紧急注射解磷定，也可用阿托品肌内注射或滴眼、滴鼻。

（2）糜烂性毒剂：应迅速用纱布、棉球等吸去毒液，再用18%～25%氯胺水涂抹，或用肥皂水冲洗。对眼睛可用2%碳酸氢钠溶液（小苏打溶液）冲洗，全身中毒应注射25%硫代硫酸钠。对路易氏气中毒病人注射二巯基类特效药，处理后涂上二巯基丙醇软膏。

（3）窒息性毒剂：保持安静、保暖、多喝热水，减少氧气消耗，有条件时可吸氧，注射50%葡萄糖、氨茶碱等。严重时送医院治疗，禁止对中毒人员做胸外按压及人工呼吸。

（4）全身中毒性毒剂：吸入亚硝酸异戊酯，同时静脉注射3%亚硝酸钠溶液10ml。也可以静脉注射40～50ml亚甲蓝葡萄糖溶液或注射50ml 25%硫代硫酸钠。可行人工呼吸、吸氧、注射强心剂等对症治疗。

（5）刺激性毒剂：应吸入抗烟混合剂，解除刺激症状；对眼睛用2%碳酸氢钠溶液（小苏打溶液）和净水冲洗；对粘在皮肤上的粉末用布擦净后，再用0.2%高锰酸钾和氯胺水冲洗。误食时应催吐。

（6）失能性毒剂：一般不用药，立即离开染毒区于上风处休息。严重时用胆碱能药物对抗，还可肌内注射加兰他敏10～20ml，也可以针灸治疗。

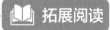

化学毒剂探测技术的发展

根据不同探测技术的特点和应用情况，可将化学毒剂探测技术分为离子迁移谱法、传感器检测法、光谱法、质谱法等。离子迁移谱法是现阶段化学毒剂探测中的主流手段，已被广泛应用于世界各国军队及相关部门。传感器检测法，最常见的是比色法检测仪，可对神经性毒剂、全身中毒性毒剂和糜烂性毒剂进行检测，被民事应急处理单位广泛使用。光谱法在遥测领域具有独特优势。质谱法是一种非常可靠的检测方法，但应用门槛高。化学毒剂探测强调现场性，必须满足小、快、准、稳的要求，迄今难以有一种技术完全满足，各种检测技术联用是未来的发展趋势。

◇ 灾害知识知多少 ◇

（王亚玲）

第三节 核辐射恐怖事件

案例导入 >>>

1986 年 4 月 26 日，乌克兰苏维埃社会主义共和国境内的普里皮亚季市切尔诺贝利核电站被全部炸毁，成为核电时代以来最大的事故。辐射危害严重，导致事故后 15 年内有 6 万～8 万人死亡，约 13 万人遭受各种程度的辐射疾病折磨。

核辐射到底可怕在哪里？

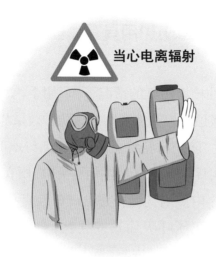

 什么是辐射事故？

辐射事故是放射性核素和射线装置失控导致人员受意外的异常照射，或者产生了环境的放射性污染后果。

 被辐射后，人体将出现哪些症状？

全身长期受超剂量慢性照射，可引起慢性放射病。局部受大剂量照射，可产生局部慢性损伤，如慢性皮肤损伤、造血障碍、白内障等。接受中等程度的辐射将导致辐射病。它有一系列症状。在接受辐射的几小时之内，人往往会出现恶心与呕吐，随后可能经历腹泻、头痛和发热。如果接受了高等程度的辐射，以上所述的所有症状都可能立即出现，并伴随着全身性的甚至可能致命的脏器损害。

3. 核辐射日常防护用具有哪些？

空气中有放射性核素污染的情况下，可用手帕、毛巾、纸巾、口罩等简易工具进行呼吸道防护和体表防护。防护效果与放射性物质的理化状态、粒子分散度、防护材料特点及防护（如口罩）周围的泄漏情况有关。体表防护可用日常服装，包括帽子、头巾、雨衣、手套和靴子等。

内照射的防护：内照射为经皮肤、口鼻腔直接接触辐射源。须日常穿戴防护衣，戴正压呼吸面具或气衣，避免带有裸露外伤的人员进入辐射控制区，以及在其内吃、喝、吸烟，防止吸入放射性微尘，限制食入放射性物质途径。

外照射的防护：须积极地选择屏蔽措施，保证远离放射源、缩短被照时间。发生核辐射事故时，须缩短与放射源的接触时间，非必要，须到相对安全的地方，尽早离开放射源。选择扎袖口、扎领口、扎裤腿等方式，避免身体暴露。

4. 发生核辐射后如何自救？

发生核辐射后，要自行评估受到核辐射量的大小和时间。如果人体受到的核辐射量比较少，且时间较短，需要尽量远离被核辐射污染的环境，并且做好个人的护理措施，加强身体锻炼（如跑步、骑自行车、游泳等）及营养补充（应及时补充碘元素，可以适量地吃一些海带、紫菜、海蜇等含碘量比较高的食物，能够满足甲状腺的需求，在一定程度上减少对放射性物质的吸收）。如果人体受到了大量的核辐射，且时间比较长久，有可能会引起皮肤的慢性损伤，也有可能会影响身体的造血功能，须速到专科医院进行规范治疗。

5. **发生核辐射后互救应注意什么?**

（1）互救过程中，一定要穿戴好相应的防护装备，这样才能避免辐射对身体造成危害，如穿戴防辐射服、口罩、手套和靴子等防护装备。

（2）即刻清洗，如果被照射过，应立即对身体被污染的部位进行清洗，最好使用大量的清水和肥皂进行冲洗，特别要注意把眼睛、耳朵、口鼻等部位清洗干净。

（3）进行辐射检查，如果被核辐射污染了，出现发热、皮肤瘙痒、头痛、恶心、呕吐、腹泻等症状，须尽快进行辐射检查。

（4）在核辐射污染的环境中，应尽量避免和其他人接触，防止感染病毒和细菌，同时应避免与受污染的地表物接触，如土壤、池塘、河流等。

 6. **发生核辐射后生活中应注意什么?**

（1）室内清洁：定期进行室内清洁，包括对地面、墙壁、家具等表面的擦拭清洁，以去除潜在的辐射污染物。

（2）食品安全：避免摄入受到核辐射污染的食物和水源。选择食用经认证的安全食材。食用时要注意清洗和烹煮，以减少潜在的辐射污染。

（3）洗浴和洗衣：进行洗浴和洗衣时，确保使用干净的水源，并注意清洗身体表面和衣物上的污染物。

（4）室外活动限制：注意当地政府发布的室外活动限制和警示指引，避免在可能受到辐射污染的区域活动。

（5）个人卫生：注意个人卫生，包括勤洗手、剪指甲、洗头等，尽量减少身体表面残留的潜在辐射物质。

（6）健康监测：定期进行身体健康监测，包括定期做血液检查、体检等，及时发现和处理异常情况。

（7）听从权威指导：收听当地媒体和政府发布的信息，遵循权威指导，了解当地的核辐射情况及相应的生活护理建议。

拓展阅读

放射性皮肤疾病

放射性皮肤疾病可分为急性放射性皮肤损伤、慢性放射性皮肤损伤和放射性皮肤癌。当疑有放射性核素沾染皮肤时，应及时予以洗消、去污处理。当病人皮肤损伤面积较大、较深时，不论是否合并全身外照射，均应卧床休息，给予全身治疗；加强营养、抗感染措施，给予维生素类药物、镇静/镇痛药物，注意水、电解质和酸碱平衡，根据病人不同程度的皮肤损伤进行局部治疗；对经久不愈的溃疡或严重的皮肤组织增生或萎缩性病变等，应尽早手术治疗。

◇ 灾害知识知多少 ◇

（杨　起）

第六章

灾害救援常见技术

第一节　心肺复苏

案例导入 >>>

2021年6月，在某赛场出现惊魂一幕：一位球员在无身体对抗的情况下突然倒地，随即出现休克、意识丧失、昏迷。面对突如其来的意外，仅仅8秒，队医就赶到了现场。在37秒内，带着急救设备的医务人员毅然冲进现场。52秒，自动体外除颤器（AED）到达，实施救助。1分36秒，医务人员迅速开展心肺复苏，不懈努力一直持续到8分08秒。倒地球员经过紧急抢救后，情况出现了积极变化，随后被抬离场地送往医院。

什么是心搏骤停？应如何施救？

1. 什么是心肺复苏?

心肺复苏是针对心搏、呼吸停止所采取的抢救措施，应用胸外按压形成暂时的人工循环并恢复心脏自主搏动和血液循环，用人工通气代替自主呼吸并恢复自主呼吸，达到促进苏醒和挽救生命的目的。

哪些人需要做心肺复苏?

心肺复苏适合心搏骤停者,即各种原因引起的在未能预计的情况和时间内心脏突然停止搏动,从而导致有效心泵功能和有效循环突然中止。心搏骤停病人的典型"三联征"包括突发意识丧失、呼吸停止、大动脉搏动消失。若在 4 分钟内进行心肺复苏,病人救活率可达 50%,每延迟 1 分钟,抢救成功率下降 10%。

如何正确实施心肺复苏?

(1)首先确认周围环境安全,做好自我保护。

(2)判断病人意识:轻拍病人双肩并在病人耳边大声呼唤"你怎么了?"病人无反应,即判断为无意识。将一侧面颊贴近病人脸部上方,听有无呼吸音,感觉有无呼吸气流,看有无胸廓起伏。用

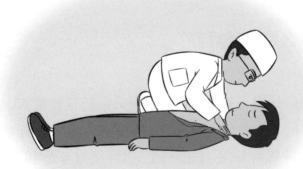

"听""看""感觉"的方法判断其有无呼吸,检查时间不超过 10 秒。当婴儿失去意识时,首先呼喊并轻拍婴儿足底,判断其有无意识。

（3）呼救：呼叫其他人帮助就近拿取 AED,拨打急救电话,并立即进行心肺复苏。

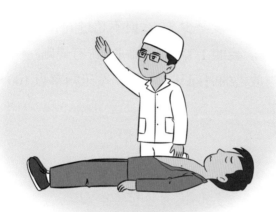

（4）体位摆放：将病人安置为平卧复苏体位,即取平卧位,面朝上,手臂放于身体两侧,睡在地板或硬板床上,如果床垫较软,需将硬板塞于病人身下,以保证复苏的有效性。对怀疑有颈椎受伤的病人,翻转时其头、颈、背呈一条直线轴向转动,以免损伤脊髓。

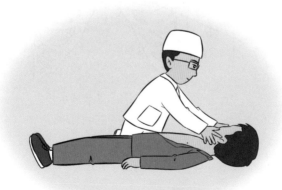

（5）**胸外按压**：按压胸骨中下段，即两乳头连线水平的中点。一手掌根部放于病人胸骨中下段并紧贴于胸壁，另一手放其上面，两手掌根重叠，双手十指相扣，掌心微翘。若为婴儿：把两指放在婴儿的胸部中央，两乳头连线中点的稍下方。按压深度：按压时肘关节伸直，双肩在病人胸部正上方，以髋关节为支点，垂直向下用力按压。按压胸壁下陷幅度至少 5cm，但不超过 6cm。儿童、婴儿按压深度至少为胸廓前后径的 1/3。按压要平稳、有规则、不能间断，不能冲击猛压，按压与放松的时间基本相等。按压频率为 100～120 次 /min，连续按压 30 次。

挤压部位定位方法

挤压部位

胸部正中乳头连线水平
（胸骨中下 1/3 中心处）

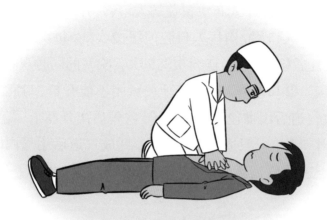

（6）开放气道：一只手的手掌放于病人前额，用力向后向下压，同时另外一只手的示指与中指并拢并抬起病人下颌骨的下方使下颌部向上抬起，下颌角、耳垂连线与地面夹角约90°。

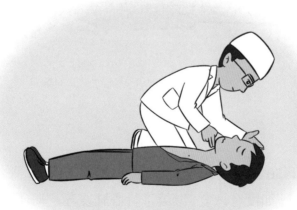

（7）人工呼吸：包括口对口、口对鼻、口对口鼻。①口对口：开放病人气道后，用纱布或布块覆盖病人口唇，用手捏住其鼻孔，施救者嘴唇包住病人口唇，向病人口腔内缓慢吹气，每次吹气时间应持续1秒，吹气后松开鼻孔，连续吹气2次。吹气的同时观察病人胸廓是否有起伏。②口对鼻：适用于牙关紧闭不能开口、口唇有外伤的病人，开放气道后用嘴包住病人鼻子，吹气后离开鼻子，气体自然排出。③口对口鼻：一般适用于婴幼儿，开放气道后用嘴同时包住口鼻，进行吹气，吹气后离开口鼻，气体自然排出。

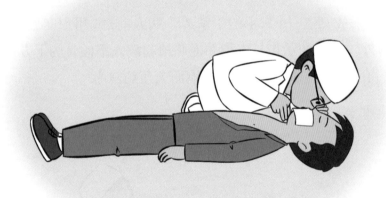

胸外按压30次做2次人工呼吸，重复做5次后，评估病人心脏搏动是否恢复，如没有恢复，继续进行心肺复苏。对于非专业人士，持续胸外按压即可，无需口对口人工呼吸。

如何判断颈动脉搏动?

在喉结旁边两横指或颈部正中旁边三横指处,用示指和中指两指触摸颈动脉,感受有无颈动脉搏动。

什么是"黄金4分钟""白金10分钟"?

病人突发心搏骤停后因为缺氧,10~20秒会意识丧失,30~60秒呼吸会停止,4~6分钟脑细胞会发生不可逆损伤和细胞死亡,所以在4分钟之内进行抢救效果最好,如果在4分钟之内实施了正确的心肺复苏,50%以上的病人能够被成功抢救,因此前4分钟是抢救的最佳时间,被称为"黄金4分钟"。超过6分钟才施救,病人出现脑损伤的概率很高,如果超过10分钟,仍然没有采取有效的心肺复苏,那么病人的脑损伤则不可逆转,存活希望将会十分渺茫。所以,心搏骤停后的10分钟,是紧急救治的关键,被称为"白金10分钟"。

对孕妇进行心肺复苏的注意事项有哪些?

对孕妇进行心肺复苏时,必须十分小心,以避免对胎儿造成不良影响。因此,在实施心肺复苏时,需要根据孕妇的身体状况和胎儿的情况进行综合评估,并采取相应的措施来保护母婴的安全。对病情不稳定的孕妇,取平卧位,可向左推子宫,以利于减轻对下腔静脉的压迫。不建议对孕妇实施机械胸外按压。在复苏成功后,对孕妇实施持续胎心监护,在胎儿状况不良时,可考虑分娩。

7. 对儿童和婴儿进行心肺复苏的注意事项有哪些?

由于儿童和婴儿的生理结构和体格特点与成年人不同,实施心肺复苏时需要采取相应的调整。例如,在进行胸外按压时需要用适合儿童的力量和节奏,按压深度至少为胸廓前后径的1/3,约4~5cm,在使用药物时根据其年龄和体重进行剂量调整。同时,还需要考虑儿童和婴儿的心理和情绪需求,给予他们温暖和安抚。

8. 怎样判断心肺复苏是否成功?

(1)颈动脉搏动:按压有效时,每按压一次可触摸到颈动脉搏动一次,若中止按压搏动亦消失,则应继续进行胸外按压,如果停止按压后脉搏仍然存在,说明病人心搏已恢复。

(2)面色(口唇):复苏有效时,病人面色由发绀转为红润,若变为灰白,则说明复苏无效。

(3)其他:复苏有效时,病人可出现自主呼吸,或瞳孔由大变小并有瞳孔对光反射,甚至有眼球活动及四肢抽动。

9. 何时终止心肺复苏?

以下情形可终止院前心肺复苏:①病人恢复有效的自主循环。②进行高级生命支持,抢救小组接手。③施救者由于自身精疲力尽不能继续复苏,处在对自身产生危险的环境中或者继续复苏将置其他人员于危险境地时。④发现提示不可逆性死亡的可靠和有效的标准,确认为明显死亡的标准或符合复苏终止的规则。

10. 心搏骤停可以预防吗?

心搏骤停可以预防。有心脏疾病的人群,应积极治疗心脏病,按医嘱服药、定期复查。血脂、血压、血糖与心血管疾病息息相关,应通过健康的生活习惯把这 3 个指标控制在正常范围,必要时采取药物治疗,规律锻炼。对已有心脏疾病的人群,应在医生的指导下进行锻炼,戒烟、不饮酒或少量饮酒(≤ 2 标准杯 /d),健康、均衡饮食。1 个标准杯是指纯酒精 10g,相当于 1 杯酒精含量为 13% 的红酒约 100ml,一罐或一瓶酒精含量为 3.5% 的啤酒约 375ml,或一杯酒精含量为 40% 的威士忌或其他烈酒约 30ml。

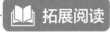

急救生存链

生存链是指针对现代社区生活模式而提出的以现场

"第一目击者"为开始，至专业急救人员到达进行抢救的一个系列而组成的"链环"。它的普及和实施越广泛，危急病人获救的成功率就越高。美国心脏协会在《2020年美国心脏协会心肺复苏及心血管急救指南》中提出了6个环的急救生存链。根据心搏骤停病因、施救场景、配套医疗条件、转运需求的不同，将生存链划分为院外心搏骤停（out-of-hospital cardiac arrest，OHCA）和院内心搏骤停（in-hospital cardiac arrest，IHCA）生存链。

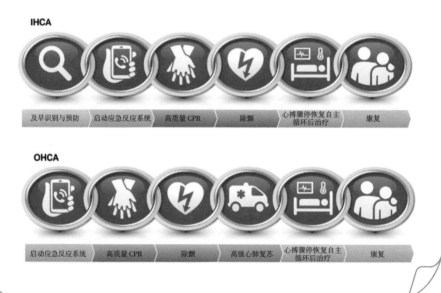

◇◇ 灾害知识知多少 ◇◇

（陈丽娟）

第二节 电除颤

案例导入 >>>

2023 年 9 月,某地铁站一名 71 岁的男性乘客突然晕倒并失去意识。一名站台工作人员跑步取来地铁站的自动体外除颤器(AED),并立即使用 AED 对病人进行除颤与心肺复苏。在大家齐心协力的帮助下,该乘客恢复了心跳,随即被送往附近医院救治。

什么是自动体外除颤器? 如何正确使用自动体外除颤器?

什么是自动体外除颤器,什么情况下需要使用自动体外除颤器?

自动体外除颤器(AED)是一种紧急救护设备,主要用于心搏骤停的紧急治疗。紧急情况下,当有人失去意识、没有呼吸或呼吸不正常时,可以使用 AED 进行急救。AED 能够检测病人的心律,判断是否需要电击复苏,自动控制电击强度和时间,并提供语音指导,帮助操作人员进行正确的心肺复苏操作。

谁可以使用自动体外除颤器?

AED 可以经由非医务人员急救者使用。AED 操作便捷,在医务人员到达之前,"第一目击者"能够在"第一时间"积极施救,可降低由突发意外造成的病人伤残和死亡。

在哪里可以拿到自动体外除颤器?

　　AED通常存放在运动场所、交通枢纽(车站、机场)、大型商场等众多公共场所。AED地点标识由心形内加电击符号图案、AED和自动体外除颤器字样组成,大多背景色为橙黄色,心形图案为红色,文字和电击图案为白色。

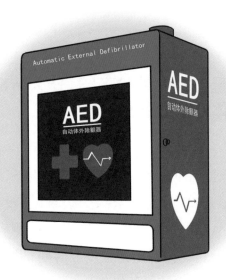

 如何正确使用自动体外除颤器?

　　只要"听它说,跟它做"。具体须遵循如下步骤:
　　(1)打开AED开关,按照AED的语音和/或屏幕提示进行操作。
　　(2)正确贴放电极片。

（3）将电极片插头插入 AED 主机插孔,如 AED 电极片插头与机器为一体,请忽略此步骤。

（4）确保在 AED 分析心律时,无人触碰病人,若仪器提示须电击,再次确保无人接触病人,根据提示按下电击按钮,电击后立即开始心肺复苏。

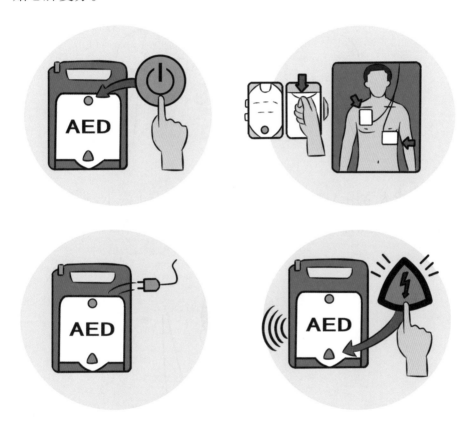

 5. **自动体外除颤器的电极片应贴在哪个位置?**

（1）儿童贴放电极片时,若电极片距离太近相互接触,则将一个电极片置于儿童胸部,另一个置于背部。

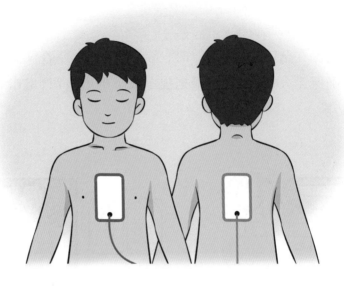

（2）成人常用 AED 电极片的贴放位置是右上左下，即胸骨右缘第 2～3 肋间隙的位置，以及左腋前线第 5 肋间隙位置。

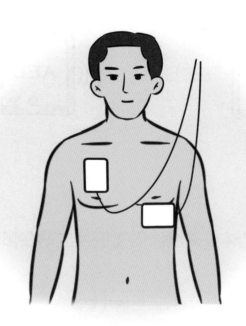

如何决定是否除颤?

AED内置了分析软件,会自动分析病人是否需要进行除颤。

 如果自动体外除颤器提示不建议除颤怎么办?

在复苏情况下,AED若无电击提示,立即继续心肺复苏。

 使用了自动体外除颤器,是否还需要心肺复苏?

病人在经历一次除颤,没有恢复正常心律时,电除颤和心肺复苏要交替进行,缺一不可,仅有电除颤,没有高质量的心肺复苏会影响救治效果;高质量的心肺复苏,也可以提高除颤的成功率。

 使用自动体外除颤器除颤后,病人恢复心跳和呼吸,是否立即摘除自动体外除颤器电极片?

不需要。发生心搏骤停的病人,即使暂时恢复心跳和呼吸,还有可能再次发生心搏骤停。AED每2分钟左右会重新分析病人心律,并给出建议电击或者不建议电击的指示。故抢救过程中,需要始终保持 AED 处于开启状态、电极片贴于正确位置，等待医务人员到来。

 不同人群如何使用自动体外除颤器？

对 8 岁及以上的儿童和成人应使用标准 AED；对 8 岁以下的儿童应使用儿童电极片，或者使用成人 AED 的儿童模式，若两者均无，可以使用标准 AED。

 孕妇是否可以使用自动体外除颤器？

可以使用。母亲的生命是宝宝生命的前提，如孕妇发生心搏骤停，也须尽快使用 AED。

 人工植入心脏起搏器或者除颤器的病人可以使用自动体外除颤器吗？

可以使用。使用 AED 贴电极片时，注意避开植入装置即可。

自动体外除颤器使用是否安全？是否会出现误电击的情况？

安全。AED 电极片贴在病人相应位置后，AED 自行检测病人心律，未给出电击提示时，即使操作人员误触碰放电按键，AED 也不会对病人放电；当给出电击提示，操作者此时须确保无人接触病人后按 AED 提示进行放电操作，避免被电击。

 地面有水时(溺水者)可以进行除颤吗？

可以使用。如果病人躺在小水坑或者雪地里，可以使用 AED；如果病人躺在水中或胸部有很多水，在贴 AED 电极片之前，须将病人从水中拉出并迅速擦干其胸部。

 使用自动体外除颤器有哪些注意事项？

使用 AED 时需要注意以下几点：首先，确保病人胸部清洁、干燥；其次，严格遵循操作步骤和语音提示，在电击之前不要触摸病人；最后，成人病人不可使用儿童电极片，儿童病人使用儿童专用电极片，但紧急情况下亦可用成人电极片替代。此外，使用前应检查电极片是否干燥、有无破损，AED 电池是否充满等。

除颤与心肺复苏后，如果病人没有救活，施救者是否有法律风险？

施救者无法律风险。《中华人民共和国民法典》表明在紧急情况下使用 AED 将受法律保护。

📖 **拓展阅读**

徒手心肺复苏和 AED 共同使用

心搏骤停发生后，应立刻对病人进行心肺复苏，并尽快使用 AED 进行电击治疗。在 AED 到达现场之前，应持续心肺复苏，因其可以为病人维持一定的血液循环和呼吸功能。而当 AED 到达现场后，应立即使用 AED，通过电极片施加的电击可以纠正心律失常，恢复心跳。因此，AED 与心肺复苏相互配合使用，可以提高复苏成功率，最大限度地提高病人的生存率。

◇◇ 灾害知识知多少 ◇◇

（夏泽燕）

第三节　止血

案例导入 >>>

2024年6月,曾女士不幸遭遇车祸,伤及左大腿,伤口呈喷射状出血。

如何进行出血性质的判断?止血方法有哪些?

如何进行出血性质的判断?

(1)毛细血管出血:出血速度缓慢,出血量少,血色多为鲜红色,自伤口渐渐流出,一般血液凝固自然止血。

(2)静脉出血:血色暗红,缓慢涌流。比毛细血管出血快,出血量较多,危险性小于动脉出血。

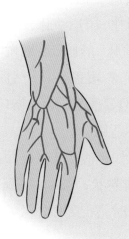
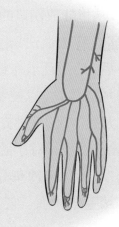

（3）动脉出血：血色鲜红，搏动性喷射。出血速度快，出血量多。对这种出血，如不及时止血，短时间内人体会失去大量的血，导致休克发生。

2. 常用的止血材料有哪些？

常用的止血材料有无菌敷料、创可贴、三角巾、止血带。紧急情况下可就地取材，如用毛巾、手绢、布料、衣物等折成三指宽以应急需。

3. 止血的方法有哪些？

（1）压迫止血法：最直接且常见的止血方式。对于较小的伤口或表浅出血，可以用干净的纱布、棉垫等物品直接按压在出血部位上，通过施加压力来减缓血流，直至出血停止。如果是手指或四肢的出血，可以从指缝或伤口的近心端捏住，压迫动脉，减少出血。

（2）加压包扎止血法：适用于小动脉、静脉、毛细血管的出血。在清洁伤口后，用无菌纱布或干净的布料覆盖伤口，然后用绷带或三角巾进行加压包扎，以控制出血。但要注意，对于伤口内有碎骨片或伤口较大的情况，这种方法可能不适用。

（3）填塞止血法：对于腔道出血，如鼻腔、口腔或深部的伤口，可以使用纸巾、棉球或纱布等物品折成卷状，然后填塞到出血部位，通过压迫和堵塞来止血。使用此方法时，需要根据现场情况，尽量保证局部清洁、无菌，避免后续感染。

（4）止血带止血法：通常用于较粗大的肢体出血。止血带一般选用长条形、宽 5～10cm 的布条或专业的止血带，在肢体近心端进行捆扎，以阻断血流，止血时间原则上不超过 1 小时，每 30～60 分钟左右放松一次，每次放松通常不超过 2 分钟。同时记录止血时间、次数、放松时间等，以避免长时间结扎导致肢体缺血、坏死。止血带只是临时止血措施，应尽快送医院，进一步处理。

（5）屈曲止血法：当前臂或者小腿出血时，可在肘窝或者腘窝处放纱布垫，再用绷带将屈肢缠紧，使纱布压迫肘窝或者腘窝部血管，达到止血的目的。

4. 止血时要注意什么？

（1）保持冷静：只有冷静才能作出正确的判断和应对。在止血前，要先观察出血情况，判断出血的来源和严重程度。如果是大动脉出血，需要迅速而有力地压迫止血。

（2）选择正确的止血方法：对于体表的小血管出血，可以使用压迫止血法；对于四肢动脉出血，可以考虑使用止血带。

（3）注意止血带的使用：如果使用止血带，要注意选择合适的位置，避免损伤神经。同时，止血带不能扎得过紧，以免损伤组织或造成肢体缺血、坏死。每隔一段时间要松开止血带，放松时要压住伤口，防止大量出血。

（4）保持伤口清洁：可以使用无菌纱布或干净的布片覆盖伤口。

（5）避免过度清洁：以免刺激血管或破坏血凝块。

（6）及时就医：如果出血无法被控制或伤口较深，应立即拨打急救电话或前往医院就医。在等待救援或就医的过程中，可以继续采取止血措施，并注意观察伤者的生命体征。

拓展阅读

灾害现场止血带的选择与使用

临床上常见止血带有充气式、卡带式、布条式及旋压式。灾害现场如不能即刻获得止血带,可利用身旁方便取得的布带、领带、腰带、衣服、三角巾、床单、被罩、窗帘或桌布等软硬适当的材料,将其撕成或折叠成宽度尽量达到5cm的扁平带状,并且长度足够(能围绕肢体2圈以上),以充当临时止血带紧急使用。使用止血带后将伤者送至医院后,由院内医生对伤情进行评估并处置。

◇◇ 灾害知识知多少 ◇◇

(吴军玲　张素秋)

第四节　包扎固定

案例导入 >>>

2022年,四川省阿坝藏族羌族自治州马尔康市发生6.0级地震,医疗救援队在前往震区的路上遇到4名工人,他们的车被飞石砸毁,1人腹部、腿部受伤,医疗救援人员迅速帮助伤员消毒、包扎。

什么是固定术?常用的包扎方法有哪些?

什么是固定术?

固定术主要用于对骨折伤员进行及时、准确固定,有助于减轻伤员患肢的疼痛、出血,为进一步搬运伤员提供有利条件。固定前应尽可能先牵引伤肢和矫正畸形,然后将伤肢放在适当位置进行固定。

包扎术与固定术适用于哪些情形?

包扎术适用于体表各部位的伤口,除外须采用暴露疗法的伤员(厌氧菌感染、犬咬伤等)。固定术适用于四肢、锁骨、脊柱、骨盆出现骨折时进行相应的固定。

常用的包扎方法有哪些?

(1)绷带包扎法:是使用最普遍的一种创伤伤口包扎法,其取材、携带、操作都很方便,方法也容易掌握。常用方法包括环形包扎法、螺旋形包扎法、螺旋反折包扎法、人字形包扎法、8字形包扎法等。

(2)三角巾包扎法:包扎应用灵活,包扎面积大、效果好、操作快,适用于全身各部位。常用方法包括头部包扎法、面部包扎法、眼部包扎法、胸部包扎法、肩部包扎法、腹部包扎法、手足包扎法等。

（3）多头带包扎法：多用于头面部较小的伤口及胸腹部的包扎。操作时，先将多头带中心对准覆盖敷料的伤口，然后将两边的各个分头拉向对侧打结。

 4. 螺旋形包扎法如何操作？

螺旋形包扎法是最常见的包扎方法，多用于四肢、躯干等直径基本相同的部位，如手腕、肢体、胸、腹等部位的包扎。包扎时，将绷带从内向外、由下至上、从远至近做环形、重叠缠绕，每圈缠绕的绷带须遮盖前一圈绷带的 1/2～2/3，开始和结束时均要重复缠绕一圈以固定，最后用胶带、固定针固定或直接打结。打结、固定针固定应在肢体的近端外侧。

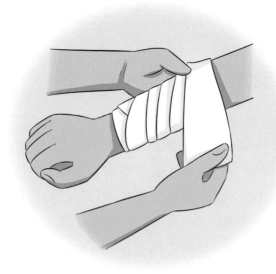

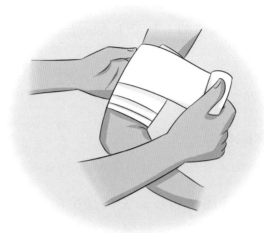

 5. **人字形包扎法如何操作?**

　　人字形包扎法适用于对关节伤口的止血包扎,如肘关节、膝关节。包扎时,肘关节、膝关节屈曲呈 90°,先在关节中央由内向外缠

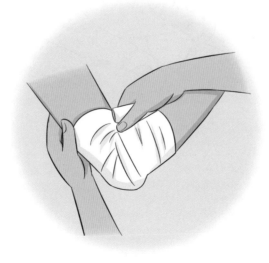

绕 2 圈以固定敷料,将绷带向上绕 1 圈,再向下绕 1 圈,每一圈绷带都遮盖同方向前一圈绷带的 1/2～2/3,最后在肢体的近端外侧缠绕 2 圈后固定或打结。

6. 8 字形包扎法如何操作?

8 字形包扎法常用于需要跨关节部位的包扎,在伤处上下,将绷带自下而上再自上而下,重复做 8 字形旋转缠绕,每周绷带盖住上一周绷带的 1/3～1/2,少量的关节处出血可以使用棉垫和普通绷带简单包扎,对活动性出血则需要使用弹力绷带进行加压包扎。

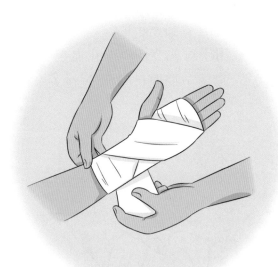

7. **头面部包扎法如何操作?**

（1）头巾式包扎：将三角巾底边内折数厘米，中点放在眉间上部，顶角盖住头顶垂向枕后，底边经左、右耳上向后包绕并压住枕角，在枕部交叉，绕回额部拉紧、打结，顶角可折入带内或用胶布固定。

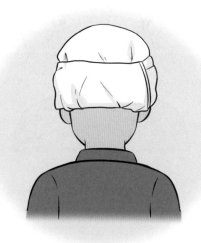

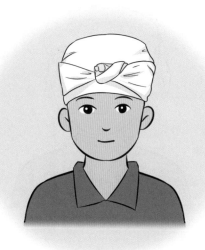

（2）下颌、颞部包扎：将三角巾折成横带状，经耳前绕顶部及下颌一圈，在一侧耳前交叉，两端向相反方向绕额部一圈，到对侧耳部打结。

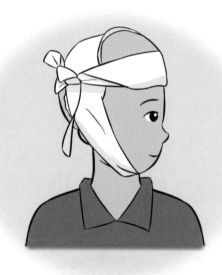

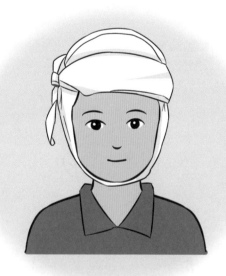

8. 眼部包扎法如何操作?

（1）单眼包扎：以左眼受伤为例，救护者立于伤员对面，将三角巾折成四指宽的窄带，三角巾中点处盖住左眼，左手将三角巾一端按在伤员健侧头顶部，另一端斜向左下方经左耳下→枕部→右耳上→额部，压住左手按住的一端，继续绕至健侧颞部；另一端反折，经右耳上→枕部→健侧颞部，两端打结。

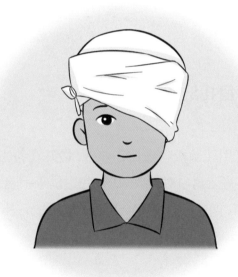

（2）双眼包扎：将三角巾折成四指宽的窄带，窄带中心置于伤员枕后，两端经过两侧耳上向前方盖住双眼，在两眼间交叉后分别经两侧耳下回到枕部，在枕后打结。

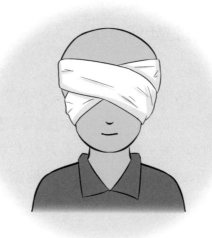

 手部包扎法如何操作？

　　包扎前，除了用无菌敷料盖住伤口外，最好在各指间夹垫纱布，用棉垫先包住手，再将三角巾对折成双层，底边位于手腕，中指向顶角，顶角向上翻盖住手背，两底角在手背交叉，再绕腕关节一圈在背侧打结。

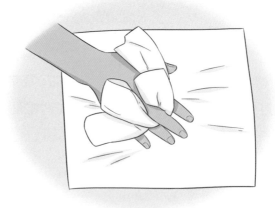

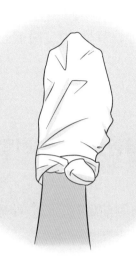

 如何对上臂骨折进行临时固定？

无夹板时，上臂自然下垂并用三角巾固定在胸侧，用另一条三角巾将前臂呈 90° 悬吊于胸前。有一块夹板时，夹板置于上臂外侧，

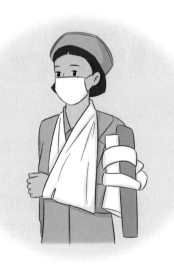

有两块夹板时，夹板分别置于上臂的后外侧和前内侧。用带子固定骨折的上、下端。屈曲肘关节呈 90°，用上肢悬吊包扎法将上肢悬吊于胸前。

 如何对前臂骨折进行临时固定？

（1）无夹板时：将伤侧前臂屈曲，肢端略高，用三角巾悬挂于胸前，再用一条三角巾将伤臂固定于胸前。

（2）夹板固定：使伤侧肢体屈曲成 90°，拇指在上。只有一块夹板时，将其置于前臂外侧；有两块夹板时，分别置于前臂内、外侧，用绷带固定骨折的上、下端和手掌部，再用大悬臂带将前臂悬吊于胸前。

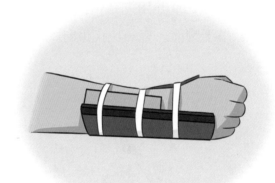

（3）杂志、书等固定：可用书本垫于前臂下方，超肘关节和腕关节，用布带捆绑固定，屈肘位用大悬臂带吊于胸前，指端露出以便检查甲床血液循环。

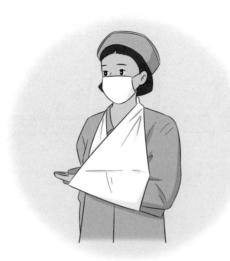

（4）衣襟躯干固定法：将伤肢的衣襟反折兜起伤臂，衣襟角剪洞，挂在上衣第一个扣子上；再用腰带或三角巾经伤侧肘关节上方绕一周，拴紧腰带或三角巾打结固定。

 如何对大腿骨折进行临时固定？

（1）取两个夹板，长夹板置于伤员腋窝至足跟，短夹板置于大腿根部至足跟。

（2）在伤员腋下、膝关节、踝关节等骨隆凸部放棉垫保护，空隙处用柔软物品填实。

（3）用绷带固定 7 个部位，先固定伤员骨折上下两端，再固定腋下、腰部、髋部、小腿及踝部；足部用绷带 8 字形固定，使脚掌与小腿呈直角功能位，如只有一块夹板，则放于伤腿的外侧，从腋下至足部，内侧夹板用健肢代替，固定方法同上。若无夹板，可将两下肢并紧，中间加衬垫，将健侧肢体与伤肢分段固定在一起。

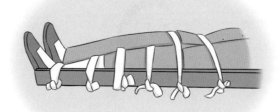

 如何对小腿骨折进行临时固定?

　　取两个夹板,长夹板置于伤员患腿外部,从髋关节至外踝,短夹板从大腿根部内侧至内踝,在膝关节、踝关节等骨隆凸部放置棉垫保护,空隙处用柔软物品填实,用绷带固定 5 个部位,先固定骨折上下两端,再固定髋部、大腿及踝部;足部用绷带 8 字形固定,使脚掌与小腿呈直角功能位;无夹板时,也可用大腿无夹板固定的方法。

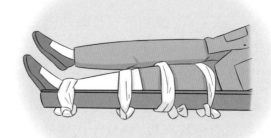

14. 如何对锁骨骨折进行临时固定?

（1）可使用锁骨固定带,伤员取坐立,挺胸,固定人员用一膝顶在伤员背部两肩胛骨之间,两手把伤员的肩逐渐往后拉,使胸尽量前挺,然后安放锁骨固定带并调节松紧度。

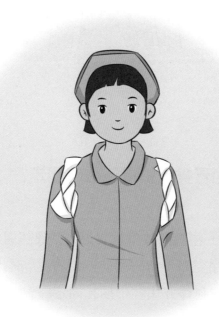

（2）可用三角巾做临时固定,先在伤员腋窝下垫上棉垫或者折叠的毛巾,将两条三角巾的底边,分别置于两侧肩背部,底边朝外,顶角朝内,将底边从腋窝绕到肩前方打结,再把三角巾两顶角拉紧,在背后打结。

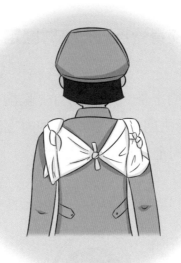

 15. 如何对骨盆骨折进行临时固定？

伤员取仰卧位，在双侧膝下放置软垫，膝部屈曲以减轻因骨盆骨折引起的疼痛，用宽布带从臀后向前绕骨盆，捆扎紧，在下腹部打结固定，双膝间放置衬垫并用绷带捆扎固定。

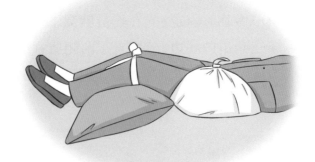

16. 包扎术的注意事项有哪些?

（1）包扎动作要轻、快、准、牢。避免碰触伤口，以免增加伤员的疼痛、出血和感染。

（2）伤口先经处理再包扎，对充分暴露的伤口，尽可能先用无菌敷料覆盖伤口，再进行包扎。

（3）打结位置要适合，不要在伤口上打结，以免压迫伤口而增加伤员痛苦。

（4）包扎效果确切，包扎不可过紧或过松，以防压迫神经和血管或滑脱，影响远端血液循环。包扎四肢时，要露出指 / 趾末端，以便随时观察肢端血液循环。

（5）包扎时做好自我防护，禁止用未戴手套的手直接触及伤员伤口。

17. 固定术的注意事项有哪些?

（1）伤口先经处理再固定。如有出血和伤口，应先止血和包扎，再进行固定；如果有露出的骨折断端，未经清创时不可还纳。

（2）夹板不可直接接触皮肤，须用衬垫或棉垫垫在骨隆凸处，起到保护皮肤的作用。

（3）固定装置长短要适合。固定装置的长度和宽度与骨折的肢体要适应。

（4）固定效果要勤观察，应松紧适宜、牢固可靠，观察伤员固定肢体血液循环情况，有无发绀、肿胀等症状。

（5）保护伤员患肢，对固定后的肢体，避免不必要的活动。

18. **异物插入伤的包扎要点有哪些?**

（1）异物插入眼球的包扎法：严禁将异物从眼球拔出，最好用一个纸杯先固定异物，然后用无菌敷料围绕肢体或躯干固定纸杯与异物，确保固定异物下方后再固定异物上方，在固定好异物后，应及时就医。

（2）异物插入体内的包扎法：对插入体内的刀或其他异物，不能立即拔除，以免引起大出血，应先用大块敷料支撑异物，然后用绷带固定敷料以控制出血。在转运途中，须小心保护并避免移动。

📖 **拓展阅读**

可以替代专业包扎固定工具的生活物品

日常生活中，大众难免会遇到一些突发状况，即使平时准备了家庭急救箱，也不可能把它随身带到事故现场，但有些生活物品可以替代专业包扎固定的工具（表6-1），帮助大众应对突发情况。

表6-1　可以替代专业包扎固定工具的生活物品

急救用品	替代品
敷料	毛巾、口罩、护垫、卫生巾、手帕
绷带	毛巾、袜子、领带、保鲜膜
三角巾	毛巾、衣服、袜子、围巾
止血带	围巾、领带、布条

续表

急救用品	替代品
夹板	纸板、杂志、海报、棍、雨伞
冰袋	冷冻食品、冰棍、冰镇饮料、冷冻毛巾
手套	塑料袋、乳胶手套、塑料手套
四头带	口罩、手提布袋、衣裤剪开

◈◈ 灾害知识知多少 ◈◈

（王兴蕾）

第五节　搬运

案例导入 >>>

2019年5月，某市一厂房发生局部坍塌，造成12名作业人员死亡，10名作业人员重伤。灾害事故现场由于碰撞、建筑物倒塌等因素造成人员骨折，对伤员进行有效固定后，要及时搬离灾害事故现场。现场搬运应依据伤员不同的伤情，灵活选用搬运方法，否则会引起伤员不适，甚至二次伤害。

什么情况下需要搬运伤员？搬运伤员时需要注意什么？

1. 什么是灾害救援中的搬运？

搬运是指将伤员从灾害现场搬运至安全处或交通工具上，脱离致伤因素，避免再次受伤。目的是使受伤人员脱离危险区，实施现场救护；尽快使伤员获得专业医疗救治，防止损伤加重；最大限度地挽救生命，减轻伤残。

2. 什么情况下需要搬运伤员？

搬运是现场救护的重要内容，如从汽车驾驶室、倒塌的物体下、狭窄的坑道、旅游景点、家庭住宅区等搬出伤员；在收治、转入病区及多次外出检查、手术过程中需要搬运伤员；在将伤员通过汽车、火车、飞机等途径转运至其他医疗点的过程中也需要进行搬运。

3. 搬运伤员时需要注意什么？

（1）需要搬运伤员时，应先检查伤员的伤病是否已经得到初步处理，如止血、包扎、骨折固定。

（2）根据伤员的伤病情况、体重、现场环境和条件、救护员的人数和体力，以及转运路程远近等作出评估，选择适当的搬运护送方法。

（3）怀疑伤员有骨折或脊柱损伤时，不可让伤员行走或使伤员身体弯曲，以免加重损伤。

（4）对脊柱损伤（或怀疑脊柱损伤）的伤员要始终保持其脊柱为一轴线，转运要用硬担架，不可用帆布担架等软担架。

（5）用担架搬运时，须将伤员固定在担架上，以防途中滑落。一般应使其头略高于足，对发生休克的伤员应足略高于头。伤员头在后，以便观察。

（6）救护员抬担架时要步调一致，上下台阶时要保持担架平稳。

（7）用汽车运送时，伤员和担架都要固定在汽车上，防止启动、刹车时加重损伤。

（8）护送途中应密切观察伤员的意识、呼吸、脉搏及出血等伤病的变化，如发生紧急情况，应立即处理。

4. 常见的搬运方法有哪些？

常见的搬运方法有担架搬运法、徒手搬运法。担架搬运法是最常用的搬运方法，适用于病情较重、转移路途较长的伤员。常用的担架有帆布担架、板式担架、铲式担架、四轮担架、罗伯逊担架及自制的临时担架（如绳索担架、被服担架）等类型。徒手搬运法适用于现场无担架、转运路途较近、伤员病情较轻的情况，分为单人搬运法、双人搬运法及多人搬运法。

5. 搬运伤员时是否要用到工具?

搬运伤员的基本原则是及时、安全、迅速地将伤员搬至安全地带,防止再次损伤。灾害现场搬运多为徒手搬运,也可使用专用的搬运工具或临时制作的简单搬运工具,但不要因为寻找搬运工具而贻误搬运时机。

6. 单人搬运法如何操作?

单人搬运法用于紧急情况下的单人救送伤员。具体做法是将伤员横向托起在救治者的肩背上,伤员的一侧上下肢垂于救助者前面,另一侧上下肢垂于救助者背后。

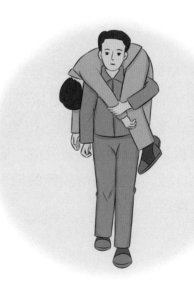

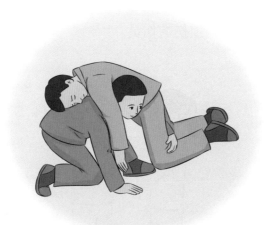

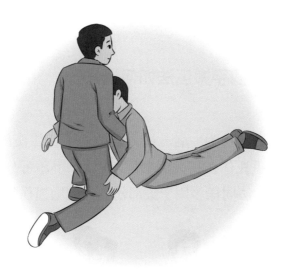

 7. **双人三手搬运法如何操作？**

双人三手搬运法为两名救助人员的四手组成三手的形式，将伤员依托在这三手上，伤员的手臂还可扶持在救助者的肩背处。此法多用于头部伤而无颅脑损伤的伤员。

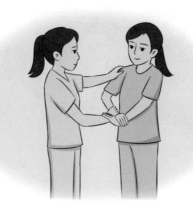

 双人四手搬运法如何操作?

双人四手搬运法为一名救助人员的两手托住伤员背部，另一名救助人员的两手托住伤员大腿部位，伤员双手还可分别扶持在救助者的肩背处。此法同样多用于头部伤而无颅脑损伤的伤员。

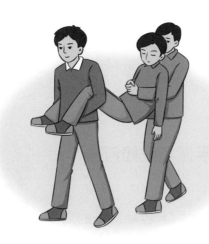

拖带搬运法如何操作?

拖带搬运法一般在单人救助又不影响伤员呼吸时采用。救助者前俯跪在躺着的伤员上方,伤员两手紧扶/挂住救助者的颈部,救助者以上下肢移动拖走伤员。如有人帮助时,可抬起伤员的小腿部分。

 ### 什么是罗伯逊担架搬运法?

罗伯逊担架分3部分,由牢固的粗帆布与木条缝制而成:①上部是固定头部与颈部,在伤员额部处有1条帆布固定带;②中部主要固定胸部,其间有3条固定的帆布带将伤员胸部扣住,于腋高处有一凹槽,便于上臂放置;③下部主要固定髋部以下的下肢,有2条固定的条带。

 ### 罗伯逊担架搬运法如何操作?

取出担架,展开平铺,帆布面向上;伤员平躺在担架上,上部有1条固定带,用于固定其头部和颈部;担架中部有3条固定带,用于固定胸部,中部以下有一凹槽,便于上臂的放置;担架下部有2条固定带,用于固定髋部以下的下肢;担架底部有两个绳环,用于安置伤员双脚;担架从头部至底部由一组木条组成,可有效保护伤员的脊柱。将伤员在担架上安置、固定后,施救人员握住担架背面黑色橡塑环将担架抬起。

怎么搬运颅脑伤伤员？

使伤员取半俯卧位或侧卧位，易于保持其呼吸道通畅。将暴露的脑组织加以保护，并用衣物将伤员头部垫好，防止震动。

 怎么搬运开放性气胸伤员？

使伤员采取坐位或半卧位，使用坐椅式双人搬运法或单人抱扶搬运法为宜。

 怎么搬运腹部伤伤员？

当伤员存在腹部脏器脱出时，施救人员应将伤员双腿屈曲，保持腹肌放松，防止内脏继续脱出。对已脱出的内脏严禁回纳腹腔，以免加重污染。先用大小合适的碗或其他合适的替代物扣住内脏或取腰带做成略大于脱出物的环，围住脱出的内脏，然后用腹部三角巾包扎。包扎后伤员取仰卧位，下肢屈曲，并注意对其腹部保暖，以防肠管过度胀气，然后再行担架或徒手搬运。

 怎么搬运四肢伤伤员？

上肢伤伤员多数可以步行离开灾害现场，但下肢伤伤员则须背、抱或双人抬运才能离开。大腿部损伤同时有股骨骨折时，应进行临时固定后，再用硬质担架抬送。

16. 怎么搬运脊椎或骨盆骨折伤员？

脊椎骨折及骨盆骨折都是非常严重的外伤。一旦怀疑伤员有脊椎骨折，须告知其原地不动，切忌随意移动伤员，更不能从膝关节下和腋窝处来抱扶伤员。应由2～4人一组，尽可能使伤员保持一个挺直的平躺位，由两人握住伤员头部和足踝部向反方向牵引，使伤员挺直伸展，其余人员用均衡的力量抬起、滚动或放下伤员。运送伤员时，应准备好一硬质担架。可以运用罗伯逊担架或篮/筐式担架，但不可用软质的帆布等担架，除非此担架上有硬木类铺板垫上。如果没有硬质担架，用宽木板也可替代。对骨盆骨折伤员，也需要这种固定方法。

17. 怎么搬运颈椎骨折固定伤员？

应由2～4人同时搬运，有一人稳定伤员头部并加以牵引，而其他人以协调的力量将伤员平直"滚"到担架上，在伤员头部左右两侧用软枕或沙枕固定，避免做"摇头"动作。

18. 怎么搬运胸、腰椎骨折固定伤员？

由3～4人搬运，可蹲在伤员的一侧，或有一人在伤员的另一侧，专门保护其胸、腰部损伤部分。一人托住伤员肩胛部，一人扶住其腰部和臀部，另一人扶住其伸直而并拢的双下肢，同时行动，把伤员"滚"到（或抬到）硬质担架上，如用仰卧位运送，则在伤员胸、腰部垫一个高约 10cm 的小垫，以保持其腰部的过伸位。在运送过程中，要注明禁止扶伤员坐起或自行翻转身体，以免脊髓损伤。

> **📖 拓展阅读**
>
> ### 伤员转运及暂缓转运的指征
>
> 　　符合以下条件之一者可转送：应在现场实施的救治措施都已完成，如出血伤口的止血、包扎和骨折的临时固定等；确保伤员不会因搬运和转送而使伤情恶化，甚至危及生命。
>
> 　　有以下情况之一者应暂缓转送：伤员病情不稳定，如出血未完全控制、休克未纠正、骨折未妥善固定等；颅脑外伤疑有颅内压增高可能发生脑疝者；脊髓损伤有呼吸功能障碍者；心肺等重要器官功能衰竭者。

◇◇ 灾害知识知多少 ◇◇

（张慧琳）

第七章

灾后心理疾病防治

第一节　灾害心理创伤

案例导入 >>>

2008 年，汶川地震波及大半个中国及多个亚洲国家。我国对汶川地震后受灾群众心理疾病发病情况的一系列调查发现，受灾人群心理疾病的发病率较高，仅创伤后应激障碍的发病率就高达 45.5%。

什么是灾害心理创伤？灾害心理创伤有哪些特点？

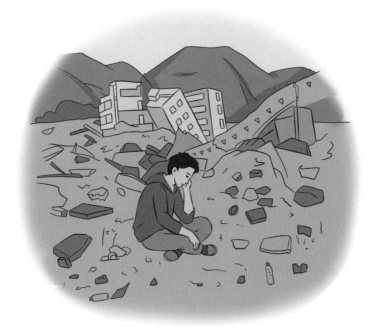

1. 什么是灾害心理创伤?

灾害心理创伤就是通常所说的心理危机,是指个体经历了灾害事件而引起的一种对个体社会职业功能和人际交往产生影响的异常心理反应,表现为痛苦、焦虑、抑郁、不安状态、绝望、麻木不仁等心理问题。

2. 灾害心理创伤有哪些特点?

(1)双向性:从心理反应导致的行为效果看,灾害心理创伤既有积极的社会作用,也有消极的社会影响。比如,有的人表现出超常的责任意识和利他行为,有的人出现异常心理行为。

(2)普遍性与自限性:普遍性指在灾害发生时,心理创伤几乎无人能幸免。自限性指心理创伤通常持续4~6周,经过自身调整或者外界帮助,心理能够重新达到平衡状态。据估计,超过90%的人,在经过一段时间后可以恢复心理平衡和功能,只有少部分人可能出现严重心理障碍。

(3)个体性:同样的灾害事件对不同的个体会造成不同的影响。一个人是否产生心理创伤跟他的经历、个人应对能力等因素有关。

(4)复杂性:个体在灾害发生之后,心理创伤不会是单一的表现,多表现为高度紧张,伴有焦虑、挫折感、迷茫感,还会出现心悸、气促、食欲下降、睡眠障碍等躯体问题。

3. 灾害心理创伤有哪些表现?

从个体来看,一般有生理、认知、情绪、行为这4方面的表现。

(1)生理表现:主要有失眠、多梦、易醒、疲倦、呼吸困难、窒息感、发抖、容易出汗、消化不良、口干等。

(2)认知表现:出现否认、自责、罪恶感、自怜、不幸感、无助感、敌意、多疑等观念。

(3)情绪表现:常见的情绪反应有悲观、愤怒、紧张、失落、麻木、害怕、恐惧、焦虑、沮丧、绝望等。

(4)行为表现:表现为注意力不集中、逃避、打架、骂人、喜欢独处、反复回忆、过度依赖等。

4. 灾害发生后人们常见的心理反应会经历哪几个阶段?

(1)惊吓期:受害者对创伤和灾害丧失知觉,甚至失去行动能力,事情过后往往对此不能回忆。

(2)恢复期:受害者出现焦虑、紧张、失眠、注意力下降、行为退缩、坐立不安、过敏、失忆等症状。

(3)康复期:经过自身调整或者外界帮助,心理重新达到平衡状态。

5. 灾害心理创伤的预后怎么样?

心理创伤状态一般持续4～6周,由于处理危机的手段不同,个体经历危机的体验不同,个体的人格不同,结局也不相同。

（1）顺利地度过危机：学会处理困境的方法和策略,心理健康水平得到提高,这是危机干预的最佳状态。

（2）勉强度过危机：在内心留有心理创伤,形成偏见,留下痛点,会影响今后的生活。

（3）出现自杀、自伤、自毁：经受不住强大的心理压力,对未来绝望,以死解脱或者采取对自身的自伤行为。

（4）出现灾害相关的精神障碍：急性应激障碍、创伤后应激障碍、适应障碍、酒精和药物滥用、神经症性障碍、精神病和心身疾病等。

 哪些方面会影响个体心理创伤的严重程度和预后?

（1）灾害事件的性质和严重程度。

（2）个体的心理韧性或心理弹性,包括个体的特性、应对方式、教育水平、观念、生活、信仰、健康状况等。

（3）社会支持系统、家庭支持系统和利用资源的能力。

（4）在灾害发生后对灾害的认识及思考。

（5）有过类似的经验或训练。

 灾害发生后哪些人群需要心理干预?

在灾害事件中,受到心理冲击的人群众多,干预的对象数量庞大,也复杂多样。灾害中对于不同处境的人群,有着不同的心理冲击,干预的内容和重点亦有所不同。根据受灾害影响的程度不同,干预宣传要广泛覆盖以下人群:

(1)一级人群:亲历灾害的幸存者,如死难者家属、伤员、幸存者。

(2)二级人群:灾害现场的目击者(包括救援者),如目击灾害发生的灾民、现场指挥人员、救护人员(如武警官兵、消防救援人员、医疗救护人员、其他救护人员)。

(3)三级人群:与一级、二级人群有关的人,如幸存者和目击者的亲人。

(4)四级人群:后方救援人员,灾害发生后在灾区开展服务的人员或志愿者。

(5)五级人群:通过媒体或其他途径获得消息的人。

8. 灾害发生后公众如何识别心理创伤?

心理创伤识别的关键是如何早期、快捷进行评估和测量。公众可采用以下方法:

(1)知觉压力量表简化形式:评估受灾公众心理状况(表7-1)。表中每个问题均按照 0、1、2、3、4 设置分数,其中问题 4 为反向题,通过总分数 ÷ 问题数目 ×14,计算受灾对象的得分,此值可作为依据评判受灾对象在重大灾害发生时的压力大小。若得分大于 25 分表明受灾对象心理危机为阳性,数值越大代表心理危机问题越严重;其中一个单项得分 ≥ 2 分,则直接判定心理危机为阳性。

表7-1 知觉压力量表简化形式

项目	在过去一周内,选择出现以下情况的频率				
	从不	几乎不	偶尔	经常	频繁
1.对发生的事情感到不安和恐慌	0	1	2	3	4
2.感觉到恐慌、压力和紧张	0	1	2	3	4
3.感觉到生活中一些重要事情不受控制	0	1	2	3	4
4.有信心能解决目前所面临的问题	4	3	2	1	0
5.感觉到问题不断积累解决不了	0	1	2	3	4

(2)重大灾害心理危机问卷:评估受灾公众心理状况。该问卷包括成人问卷(表7-2)和儿童问卷(表7-3)。表中每个问题均按照0、1、2、3、4设置分数,通过总分数÷问题数目×14,计算受灾对象的得分,此值可作为依据评判受灾对象在重大灾害发生时的压力大小。若得分大于25表明受灾对象心理危机为阳性,数值越大代表心理危机问题越严重;其中一个单项得分≥2,则直接判定心理创伤为阳性。

表7-2 成人重大灾害心理危机问卷

项目	在过去一周内,选择出现以下情况的频率				
	从不	几乎不	偶尔	经常	频繁
1.想起所发生的事情感到不安	0	1	2	3	4
2.脑海中总是萦绕那件事	0	1	2	3	4
3.注意力不集中	0	1	2	3	4
4.易怒或容易发脾气	0	1	2	3	4
5.入睡困难	0	1	2	3	4

表 7-3 儿童重大灾害心理危机问卷

项目	在过去一周内,选择出现以下情况的频率				
	从不	几乎不	偶尔	经常	频繁
1.不愿提起所发生的事情	0	1	2	3	4
2.注意力不集中	0	1	2	3	4
3.入睡困难	0	1	2	3	4
4.易怒或容易发脾气	0	1	2	3	4
5.做噩梦	0	1	2	3	4
6.担心自己或亲人受到伤害	0	1	2	3	4

身边的人经历了灾害事件,我能做些什么?

(1)倾听与理解:以理解的心态去关心对方,给予其倾听和理解,并做适度回应,不要将自身的想法强加给对方。

(2)增强安全感:亲人陪伴,减少心理创伤者对目前及今后的不确定感,使其情绪稳定。

(3)适度的情绪释放:运用语言及行为支持,帮助心理创伤者适当释放情绪,恢复内心平静。

作为灾害事件亲历者,我要怎么做?

(1)稳定情绪,适度释放自己的情绪,和信任的人去表达、述说,说出自己的感受和想法,和家人、亲属在一起。

（2）可以通过呼吸放松、肌肉放松、想象放松等进行放松训练。

（3）寻求专业人士的帮助，可以寻求红十字会或专业医疗机构的帮助。

11. 从灾害现场回来后如何进行自我心理调整？

（1）减少接触有关灾难的信息。

（2）适度参加社交活动。

（3）采用平时喜欢的放松方式，如听音乐、阅读、锻炼身体、短途旅行等。

（4）适当释放自己的情绪。

（5）加强营养，保证得到充分的休息，促进和改善睡眠。

（6）做一些自己平常擅长的事。

（7）发现自己很难调整时，寻求专业心理医生的帮助。

12. 对受到灾害影响的人员，应避免使用哪些语言？

（1）我知道你的感受是怎样的。

（2）你能活下来就是幸运的。

（3）你是幸运的，你还有别的亲人。

（4）你还年轻，能够继续你的生活，还能再找到另外一个人。

（5）你爱的人在死的时候并没有受太多的痛苦。

（6）他/她现在去了一个更好的地方。

（7）在悲剧之外会有好事发生的。

（8）你会走出来的，不会有事的，所有的事都不会有问题的。

（9）你不应该有这种感觉。

（10）时间会治疗一切的创伤。

（11）你应该回到你的生活，继续过下去。

📖 拓展阅读

救援者恢复心理健康的基本策略

帮助救援者恢复心理健康的基本策略：一是让救援者了解自己体能、心理、社会及精神的极限，避免自己陷入精神崩溃，不能逾越自己已知或未知的限制。二是帮助审视救援者自己的经验过程，和自己的被救者经历同一场灾难的照顾者，要给自己足够的时间与能量来处理自己的伤痛及完成心理–社会重建的过程。三是帮助救援者维持一个有力的支持系统：安排相当多的时间与精力建立团队，让救援者相互合作，增强归属感。

07章01节

◇◈ 灾害知识知多少 ◈◇

（杨斐敏）

第二节　急性应激障碍及救援

案例导入 >>>

　　2008 年，汶川地震发生以后，全国人民包括亲历者、目击者，以及从媒体了解信息的群众，都受到了不同程度的心理冲击。有的人出现了驱之不去的闯入性回忆，反复回忆地震发生的一瞬间；有的人频频出现痛苦梦境。

　　什么是急性应激障碍？急性应激障碍的表现有哪些？

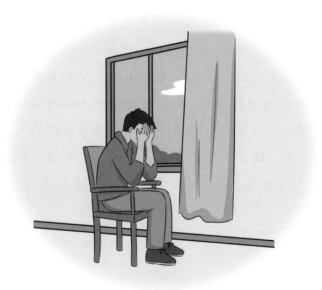

 1. **什么是急性应激障碍？**

　　急性应激障碍是指在遭受急剧、严重的心理 - 社会应激因素后，在数分钟或数小时之内所产生的短暂心理异常。

2. 急性应激障碍的发生率高吗？

对急性应激障碍的流行病学研究较少，仅有个别的研究指出，严重交通事故后的急性应激障碍的发生率为 13%～14%，暴力伤害后的急性应激障碍的发生率约为 19%，在集体性大屠杀后的幸存者中急性应激障碍的发生率约为 33%。

3. 急性应激障碍病人的表现有哪些？

急性应激障碍病人最初多表现为茫然状态，即意识范围受限、定向错误、注意狭窄，伴有无目的的动作等。随后可表现出对周围环境的逃避或退缩，具体表现为不语不动、不吃不喝、对外界刺激毫无反应；也可表现为激越、兴奋、活动过多、有冲动毁物行为。同时，病人可表现为典型的焦虑性自主神经症状，如出汗、脸红、心率增快等。

4. 急性应激障碍病人的预后如何？

急性应激障碍发作急，经及时治疗，病人预后良好，精神状态可完全恢复正常。急性应激反应一般在异乎寻常的应激原的刺激下几分钟内出现，如果应激性环境消除，症状可在 2～3 天内（常可在几小时内）迅速缓解。如果应激原持续存在或具有不可逆转性，症状一般可在 2～3 天后开始减轻。通常在 1 周内可缓解，一般不会超过 1 个月。

急性应激障碍的治疗方法有哪些?

急性应激障碍的治疗,即心理危机干预。治疗干预的基本原则是及时、就近、简洁。治疗的主要目的是尽早消除创伤个体的病态应激反应,减少其随后形成创伤后应激障碍的可能性。主要有心理治疗、药物治疗、支持治疗等方法。

如何预防急性应激障碍的发生?

(1)一般措施:日常生活中培养健康的心理、自我保护意识,提高处理应激事件的能力。

(2)心理健康教育:平日培养积极的应对方式,有些情绪反应并不意味着脆弱或无能,掩饰或回避不利于心理健康。

(3)心理干预:为了减少急性应激障碍带来的危害,应采取事前干预、事中干预和事后干预措施。①事前干预:选择易发生急性应激障碍的个体或群体,对其进行系统的、有计划的心理训练。②事中干预:指为已发生急性应激障碍的个体提供心理咨询和心理治疗,防止急性应激障碍转化为创伤后应激障碍。③事后干预:对已确定创伤后应激障碍及其他心理障碍的病人进行治疗。

家庭和社区如何帮助个体应对急性应激障碍?

(1)提供情感支持和理解。

（2）提供安全和舒适的环境。

（3）鼓励个体积极面对和处理问题,寻求专业帮助。

8. 急性应激障碍者在日常生活中应注意什么?

（1）保持良好的作息时间。

（2）避免过度劳累和精神紧张。

（3）保持饮食均衡和适量运动。

（4）避免接触刺激性物质和场所等。

9. 急性应激障碍自评主要采用什么量表?

急性应激障碍自评主要使用斯坦福急性应激反应问卷（Stanford acute stress reaction questionnaire, SASRQ）（表7-4）。该问卷包括30个条目,每一条目均按0（没有体验）～5（总是体验）6级计分,总分范围为0～150分,分数越高,代表急性应激障碍症状越严重。总分≥40分,有中度急性应激障碍;总分≥57分,有重度急性应激障碍。

表7-4　斯坦福急性应激反应问卷

项目	没有体验	极少体验	偶尔体验	有时体验	经常体验	总是体验
1.我入睡或维持睡眠困难	0	1	2	3	4	5
2.我感觉坐立不安	0	1	2	3	4	5
3.我有"无时间感的感觉"	0	1	2	3	4	5

项目	没有 体验	极少 体验	偶尔 体验	有时 体验	经常 体验	总是 体验
4. 我反应迟缓	0	1	2	3	4	5
5. 我试图回避与事件有关的感受	0	1	2	3	4	5
6. 我反复做与应激性事件有关的噩梦	0	1	2	3	4	5
7. 如果暴露于使我想起应激性事件 某方面的事件,我会感到异常心烦	0	1	2	3	4	5
8. 对于小事情我也经常出现惊跳 反应	0	1	2	3	4	5
9. 应激性事件使我在完成工作或需 要做的事情时感到困难	0	1	2	3	4	5
10. 我没有通常存在的我是谁的 感觉	0	1	2	3	4	5
11. 我试图回避使我想起应激性事 件的活动	0	1	2	3	4	5
12. 我感觉高度警惕或者紧张兮兮	0	1	2	3	4	5
13. 我感觉自己好像是个陌生人	0	1	2	3	4	5
14. 我试图回避交谈应激性事件	0	1	2	3	4	5
15. 当暴露于与应激性事件有关的 提示时,我有身体上的反应	0	1	2	3	4	5
16. 我回忆应激性事件的重要内容 有困难	0	1	2	3	4	5
17. 我试图回避与应激性事件有关 的想法	0	1	2	3	4	5
18. 我见到的事物与它们的实际情 况感觉有不同	0	1	2	3	4	5
19. 我反复出现此事件的不必要的 记忆	0	1	2	3	4	5
20. 我感觉与自己的情感很疏远	0	1	2	3	4	5
21. 我急躁、易怒或者经常发脾气	0	1	2	3	4	5

续表

项目	没有体验	极少体验	偶尔体验	有时体验	经常体验	总是体验
22. 我回避与使我想起应激性事件的人接触	0	1	2	3	4	5
23. 我经常突然行动或感觉好像应激性事件又发生了	0	1	2	3	4	5
24. 我的大脑一片空白	0	1	2	3	4	5
25. 我忘记了事件的大部分过程	0	1	2	3	4	5
26. 应激性事件导致我和其他人的关系出现问题	0	1	2	3	4	5
27. 我集中注意力困难	0	1	2	3	4	5
28. 我感觉和其他人疏远或分离	0	1	2	3	4	5
29. 我有感觉事件又重新发生了一次的生动体验	0	1	2	3	4	5
30. 我试图远离使我想起事件的地方	0	1	2	3	4	5

📖 拓展阅读

松弛疗法

在急性应激障碍治疗中，松弛疗法是最基本、最常用的治疗技术，是指病人通过有意识地放松肌肉从而间接放松紧张情绪，主要包括渐进性肌肉放松、自然训练、自我催眠、冥想、生物反馈辅助下放松等。值得注意的是，对曾遭受虐待或有严重心理问题的病人可能会引发其情绪不适，此时必须立即停止治疗。

———◇❖ 灾害知识知多少 ❖◇———

（刘　蕾）

第三节　创伤后应激障碍及救援

案例导入 >>>

2008 年，汶川地震发生后，北川羌族自治县冯某失去了亲人。他强忍悲伤，全力投身救灾，为北川的抗震救灾作出了突出贡献。然而在救灾工作结束后，他却患上了创伤后应激障碍。按照国际一般标准，大灾害后 30% 的受灾人群可能会在灾后 5～10 年乃至更长时间内处于慢性心理创伤状态。

什么是创伤后应激障碍？创伤后应激障碍病人的表现有哪些？

 什么是创伤后应激障碍？

创伤后应激障碍（post-traumatic stress disorder, PTSD）是由于受到异乎寻常的威胁性、灾难性心理创伤，导致延迟出现和长期持续的精神障碍，疾病过程可能长达数年。

创伤后应激障碍病人的表现有哪些?

（1）再体验症状：以各种形式重新体验创伤性事件，有挥之不去的闯入性回忆，频频出现痛苦梦境。有的病人仿佛又完全身临创伤性事件发生时的情境，重新表现出事件发生时所伴发的各种情感，持续时间从数秒到数天不等（也称闪回）。

（2）回避症状：对创伤相关的刺激存在持续的回避。回避对象包括具体的场景和情境，有关的想法、感受及话题等。另外，对创伤性事件的某些重要方面失去记忆也是回避的表现之一。

（3）高警觉性症状：表现为持续的焦虑和警觉水平增高，如难以入睡或不能安眠，容易受惊吓，做事无法专心等。

 儿童发生创伤后应激障碍的表现有哪些?

（1）儿童的创伤性再体验症状可表现为梦魇，反复再扮演创伤性事件，玩与创伤有关的主题游戏，面临相关的提示时情绪激动或悲伤等。

（2）回避症状在儿童身上常表现为分离性焦虑、黏人、不愿意离开父母；高警觉性症状在儿童身上常表现为过度的惊跳反应、高度警惕、注意力障碍、易激惹或暴怒、难以入睡等。

（3）不同年龄段儿童的 PTSD 表现也可能不同。

4. 创伤后应激障碍的高危人群有哪些?

（1）在创伤事件中失去亲人，或者亲属死伤惨重的人群。尤其是那些痛失孩子的中青年父母。

（2）在创伤事件中致残的人群。

（3）本身存在心理疾病的人群。

（4）因创伤事件导致家园受到严重破坏、财产损失严重的受灾人群。

（5）灾区救援人员，包括解放军、武警、医疗卫生人员、政府行政人员、媒体人士、通信保障人员、心理救援人员等。

（6）如果一些人有以上双重身份，则更是高危人群。

5. 创伤后应激障碍的自我调适方法有哪些?

（1）**呼吸放松：**又称腹式呼吸放松技术，简便易行。①病人选择坐、卧、站等各种姿势均可，闭眼想象自己身处佳境，缓慢通过鼻孔呼吸，将注意力集中在肚脐下方三横指处，右手轻放于此处。②呼吸的同时，想象空气进入肺部的情况，通过右手感受腹部的起伏运动。缓慢吸气，不要强迫，从 1 默数到 5，直到气体充满肺部。③屏气 5～10 秒，感觉新鲜氧气逐渐向全身充分扩散。④缓慢呼气，同样不要强迫，从 5 默数到 1，将胸腹内浊气一吐而尽，停 15 秒。⑤如此反复进行多次，直到消除紧张、达到放松的状态。

（2）**适度的情绪释放：**①在沉重的打击下，能落泪甚至大哭是件好事，试着表达、发泄自己的感受，就有机会从伤痛中恢复过来。如果强迫自己压抑各种负性情感，反而会造成紧张、压抑及身体的不适。因此，大声哭出来、喊出来是重要的宣泄方式。②参加对死难者的祭奠或者举行具有祭奠意义的活动，比如把想对死去亲人说的话写在风筝上放飞，埋葬小纸条，在石头上刻字、画画等，通过这些活动表达对逝者的情感，这也是一种很好的宣泄情感的方式。③如果愿意当志愿者，可以在志愿者服务处登记，领取一些任务，比如分发食物，帮助更需要帮助的人，在助人的过程中发泄和缓解自己的内疚、自责等负性心理。

6. 创伤后应激障碍的自评量表有哪些？

（1）PTSD 症状清单：可以作为自评量表，包含 17 个条目，每个条目按症状的严重程度采用 5 级计分（1= 没有影响，2= 轻度影响，3= 中度影响，4= 较大影响，5= 严重影响），评定的时间范围为过去 1 个月（表 7-5）。

表 7-5　PTSD 症状清单

序号	条目	没有影响	轻度影响	中度影响	较大影响	严重影响
1	反复重现与创伤事件相关的记忆、思维或表象	1	2	3	4	5
2	反复出现与创伤事件相关的噩梦	1	2	3	4	5
3	突然出现某些行为或情感，似乎事件再次发生	1	2	3	4	5
4	当某些事情使你想起创伤性经历时感到非常不安	1	2	3	4	5
5	想起创伤性经历时感到心悸、呼吸困难、出汗	1	2	3	4	5

序号	条目	没有影响	轻度影响	中度影响	较大影响	严重影响
6	回避与创伤性经历相关的思维、话题或情感	1	2	3	4	5
7	回避与创伤性经历相关的活动或情境	1	2	3	4	5
8	无法回忆创伤性经历的重要情节	1	2	3	4	5
9	对以往喜爱的活动失去兴趣	1	2	3	4	5
10	与别人疏远或隔绝	1	2	3	4	5
11	情感麻木或对亲人失去情感反应	1	2	3	4	5
12	对未来失去希望	1	2	3	4	5
13	入睡困难或睡眠不安	1	2	3	4	5
14	情绪激越或情感爆发	1	2	3	4	5
15	注意力集中困难	1	2	3	4	5
16	过度警觉或防御	1	2	3	4	5
17	心惊肉跳	1	2	3	4	5

（2）创伤筛查问卷（trauma screening questionnaire，TSQ）：自评量表，仅有 10 个条目，评定过去 1 周内的情况（表 7-6）。如果 1 周内有 2 次体验这样的症状，就回答"是"，否则就答"否"；如果有 3 个条目作出肯定的回答，提示可能存在创伤后应激障碍。

表 7-6　创伤筛查问卷

序号	条目	回答	
1	与事件相关的思维或记忆反复闯入脑海	是	否
2	反复出现与事件相关的噩梦	是	否
3	反复出现似乎事件再次发生的情感和行为反应	是	否
4	提到或想到事件时感到极度不安	是	否

续表

序号	条目	回答	
5	提到或想到事件时出现心悸、反胃、出汗、头昏眼花等躯体反应	是	否
6	入睡困难或睡眠不安	是	否
7	易激越或情感爆发	是	否
8	注意力集中困难	是	否
9	担心潜在的危险会再次降临到自己或别人身上	是	否
10	不祥的预感或心惊肉跳	是	否

7. 创伤后应激障碍有哪些求助途径？

当怀疑自己或身边的亲人、朋友正在经历心理问题折磨时，可以与朋友、亲人或其他信任的人沟通，也可以参加线上或线下支持小

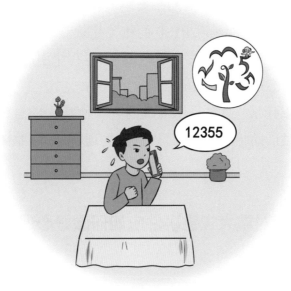

组，获得同伴支持。如果觉得情况较为严重，请及时向精神科医生、心理热线或心理咨询师寻求帮助。下面是一些全国性的心理咨询热线，每个省和城市也有自己的心理咨询热线，可以通过网络查询，一般都是免费和保密的。如果发生了重大的灾害事件，在救援现场或临时安置区都会设置心理服务室，或者设立专项的心理咨询热线，为受灾的群众提供心理咨询服务。公共卫生咨询热线：12320；青少年心理咨询和法律援助热线电话：12355；妇女维权公益服务热线：12338。

 8. **创伤后应激障碍有哪些治疗方法？**

创伤后应激障碍，一般会采用心理治疗结合药物治疗。常用的心理治疗包括认知行为疗法、暴露疗法、催眠疗法、冥想－放松疗法、游戏疗法、艺术疗法、太极疗法、瑜伽疗法等。

（1）认知行为疗法：帮助病人认识自己存在一些不良的逻辑思维及行为方式，通过认知活动来影响其情感和行为，对不良的认知进行矫正、重建，从而消除 PTSD 的相关症状。

（2）暴露疗法：教会病人正视在创伤过程中引起恐惧的感受、场景和记忆，学会适应和控制恐惧。

（3）催眠疗法：通常是用催眠的方式使病人的意识范围变得极度狭窄，同时借助暗示性语言，以消除病理、心理和躯体障碍。

 9. **面对重大灾害事件应如何做好心理调整？**

（1）摆正心态：以平和的心态面对生活中的挫败和成就，不追求所谓的幸福。

（2）培养兴趣爱好：丰富的兴趣爱好有助于转移注意力，减少挫败感。

（3）取悦自己：学会取悦自己，调整自身心理状态。

（4）活在当下：不要过多纠结过去，让自己忘记昨天，活在当下。

（5）改变生活方式：突破重围，以积极的态度应对各种不顺心。

（6）适度的欢乐：学会适可而止，避免过度欢乐带来同样的悲哀。

如何判断创伤后应激障碍是否已经治愈？

（1）能够接受与面对创伤事件的历史，学会接受将灾难作为生活体验的一部分而不再有持续的痛苦。

（2）恢复创伤事件前的职业、心理和社会活动水平。

（3）不再发生闯入性记忆、梦魇、闪回体验和幻觉。

（4）能清楚地记住和平静地讲述创伤事件而不带有令人痛苦的情感反应。

（5）能够独立进行日常活动，自尊感和安全感得到恢复。

（6）自信心、情感控制、社交能力和愉快感得到恢复。

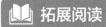

心理健康的标准

心理学家将心理健康的标准描述为以下10点：

（1）有适度的安全感，有自尊心，对自我的成就有价值感。

（2）适度自我批评，不过分夸耀自己，也不过分苛责自己。

（3）在日常生活中，具有适度的主动性，不为环境所左右。

（4）理智、现实、客观，与现实有良好的接触，能容忍生活中挫折的打击，无过度的幻想。

（5）适度地接受个人的需要，并具有满足此种需要的能力。

（6）有自知之明，了解自己的动机和目的，能对自己的能力作出客观的估计。

（7）能保持人格的完整与和谐，个人的价值观能适应社会的标准，对自己的工作能集中注意力。

（8）有切合实际的生活目标。

（9）具有从经验中学习的能力，能适应环境的需要改变自己。

（10）有良好的人际关系，有爱人的能力和被爱的能力。在不违背社会标准的前提下，能保持自己的个性，既不过分阿谀，也不过分寻求社会赞许，有个人独立的意见，有判断是非的标准。

◇ 灾害知识知多少 ◇

（李　鑫）

第八章

灾后特殊人群照护

第一节　灾后对孕产妇的照护

案例导入 >>>

2022 年，四川省甘孜藏族自治州泸定县发生 6.8 级地震。应急救援队在救援现场发现一名孕妇，因地震突然来袭，该孕妇受到惊吓还被倒塌的墙体砸伤，情况危急。经当地卫生院现场医疗救援队初步判断，该孕妇可能存在胎膜早破、先兆临产，随后卫生院立即派救护车将孕妇向甘孜藏族自治州人民医院转移，到达医院后婴儿在当日安全降生，母子平安。

地震等灾害可能会给孕产妇带来哪些伤害？该如何照护孕产妇人群？

1. 灾害会给孕妇带来哪些伤害？

灾害除了会对孕妇造成直接的身体伤害或不可磨灭的心理阴影外，还可能导致流产或早产。灾后由于亲人亡故、受伤及财产损失等多种原因，孕妇容易出现剧烈的情绪波动，从而导致子宫血供减少，胎儿缺血缺氧，加之长时间处于紧张、焦虑状态，易导致子宫收缩，甚至胎盘早剥，从而引起流产、早产或者胎死宫内等严重后果。

灾后孕妇应如何预防早产?

（1）消除恐惧心理，能自我逃离险境者，应尽快想办法脱离。

（2）不能自我脱险时，设法将手脚挣脱出来，消除压在自己身上的杂物，特别是压在头面部、胸部及腹部的物品。如发生火灾，可以用毛巾、衣服等捂住口鼻，保持呼吸道通畅。

（3）若胎膜已破、早产不可避免，应尽可能地预防新生儿合并症，以提高早产儿的存活率。孕妇应学会自数胎动的方法，一旦出现胎动异常要及时就医。

 灾后孕妇应如何加强营养?

妊娠期营养对母子双方的近期和远期的健康有重要影响，妊娠各期孕妇的膳食应根据胎儿生长速度及母体生理和代谢的变化调整，提倡多样化食物组成的营养均衡的膳食。

（1）补充叶酸，常吃含铁丰富的食物，选用碘盐：除了常吃含叶酸丰富的食物外，还应补充叶酸。孕期应常吃含铁的食物，铁缺乏严重者可在医生指导下适量补充铁剂。除了选用碘盐外，每周应摄入1～2次含碘丰富的海产品。

（2）孕吐严重者，少量多餐，保证摄入含必要量碳水化合物的食物：首选易消化的粮谷类食物，对进食量少或孕吐严重者可通过静脉输注葡萄糖的营养方式补充必要的碳水化合物。

（3）孕中晚期适量增加奶、鱼、禽、蛋、瘦肉的摄入：建议每周食用2～3次鱼类，以提供对胎儿的脑和视网膜功能发育有益的不饱和脂肪酸。

（4）适量进行身体活动，维持孕期适量增重：孕期体重增量应保持在适宜的范围。体重不足者，可适当增加高能量密度食物的摄入，如坚果、芝士、巧克力等；体重增长过快，要控制总量的摄入。健康的孕妇应进行每天不少于30分钟的中等强度身体活动。

（5）禁烟酒，避免被动吸烟和不良空气。

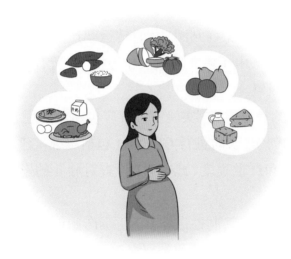

 4. **灾害给孕妇带来的哪些损伤可能导致胎儿受伤？**

（1）**外阴及阴道损伤**：伤者可出现局部疼痛、肿胀，行走不便，外阴及阴道流血。如果是器物刺伤，可见异物残留于阴部。

（2）**骨盆骨折**：外伤后出现会阴部、耻骨联合处明显软组织肿胀，皮下瘀点、瘀斑、压痛或骨盆畸形，伤者可出现双下肢活动受限。若出现血尿、血便、阴道流血，可能出现失血性休克。

（3）**腹部穿透性刺伤**：轻者可见器物刺伤孕妇的腹部，未穿透子宫层,孕妇感觉下腹疼痛,对母婴危害小。重者器物刺透子宫,胎儿濒临死亡或已死亡。

5. 孕产妇严重创伤的救治策略是什么?

(1)孕产妇创伤早期评估和处理:在最短时间内,获取尽可能多的准确信息,并作出正确判断,及时转运孕产妇至有能力处置严重创伤的医疗机构。由于胎儿对缺氧相当敏感,所有孕产妇在遭受创伤后必须及时吸氧。

(2)恰当的辅助检查:实验室检查应包括血常规、尿常规;复杂且危及生命的创伤,及时进行 CT 检查(包括三维重建),有利于快速发现损伤部位和严重程度,此时 CT 检查对胎儿的影响则不必过多考虑。

(3)控制休克与限制性液体复苏:孕产妇创伤后休克以失血性休克多见,应及时控制出血和补充血容量。同时加强液体管理,以限制性液体复苏达到复苏平衡点。

(4)手术干预和终止妊娠:手术的时机和方式必须依据创伤的类型和母胎的状况而决定,对已危及母亲生命安全的创伤必须及时手术。明确胎儿死亡时,如果孕妇病情允许短期内的阴道分娩,可行引产术,如果孕妇病情严重,胎儿不能立即娩出,应选择剖宫取胎术。

6. 灾后孕产妇常见的心理问题有哪些?

(1)焦虑与紧张:当孕妇不能按计划安胎和生产时,会引发各种焦虑与紧张反应，在妊娠的不同阶段，担心的问题也不同。在妊娠期间，担心灾害会影响胎儿的健康发育；担心一旦失去亲人，独立抚养孩子的问题。接近分娩时，担心临产时能否得到医疗帮助，能否顺利分娩。产后，则担心母乳是否足够等。

（2）信任危机：由于灾害，孕产妇可能会变得不再信任周围的人，不说话、敏感，别人靠近就会立即紧张；同时，由于家人处在灾害中而忽略了对孕产妇的照顾，也会让其感到不安全，不被关怀和照顾。

（3）抑郁：孕产妇可能出现无故的沮丧、易激怒、嗜睡、易疲劳、郁闷、食欲突然下降或增加、失眠、无故哭泣等。

 7. 对孕产妇进行心理救援的方法有哪些?

当灾害发生后，参与救治的医护人员应尽可能地帮助孕产妇度过心理危机，缓解其紧张、焦虑情绪。

（1）把孕产妇安置在整洁、舒适的病房中，周围可适当放置一些装饰品，调动其积极、乐观的情绪，多鼓励灾后的孕产妇与其他健康、无心理问题的孕产妇进行交流沟通，认真倾听孕产妇的倾诉，鼓励其表达出灾后的内心感受。

（2）对情绪较为紧张的孕产妇，应给予心理疏导，教会她们如何缓解紧张、平静情绪。

（3）对有亲属遇难的孕产妇，可采用认知疗法改变其不正确的观念。

（4）孕产妇自身有外伤时，除了给予必要的治疗、护理外，还应多主动讲解妊娠和分娩相关的知识，让其认知普通的外伤不会对胎儿造成伤害。

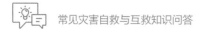

（5）对灾后心理严重受到影响的孕产妇，应及时联系心理专家进行心理治疗，以降低因孕产妇心理问题而导致母婴损害的风险。

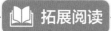

灾后临时妇幼卫生机构

灾后临时妇幼卫生机构的功能包括提供正常分娩的医疗服务，产前检查和筛查孕产妇危险因素，高危孕产妇和儿童的转运，产后访视和新生儿保健，计划生育咨询，提供避孕药具，放置/取出宫内节育器等计划生育服务，儿童保健及免疫接种，妇女儿童常见病及多发病的诊治，收集、上报服务点辖区内妇幼卫生相关数据等。

◇◇ 灾害知识知多少 ◇◇

（王世荣）

第二节　灾后对儿童的照护

案例导入 >>>

2008 年，汶川地震发生后，有位刚上小学的 6 岁小男孩遭受了严重的创伤，时常感到呼吸困难，出现无法抑制的哭闹，对学校极度厌恶。1个月来，他总是低头不语，与人交流时几乎不主动表达，语音低沉，除了回答问题，总是选择沉默。

灾害对儿童心理的影响有哪些？灾后儿童心理干预的要点有哪些？

灾后对儿童的照护为什么重要？

灾害不仅给儿童带来与成人相同的困境，更因其生理和心理的不成熟，使得他们面对灾害时更加脆弱。儿童的承受能力和应对策略相对有限，主动获取外界支持的能力较弱。在繁重的救援与恢复、重建工作中，儿童的需求往往被忽视，因此，灾后对儿童的照护工作尤为重要。

灾害对儿童的生活有哪些影响？

（1）灾害的发生可能会让儿童面临保暖问题，特别是在特定季节。

（2）婴幼儿的饮食供应可能会中断，如无法提供热水冲调奶粉，食物和适合幼儿的饮食也难以保障。

（3）住宿环境的改变可能影响儿童的睡眠质量，集体生活可能打乱儿童的排泄习惯。

（4）学校停课可能导致儿童学业受影响。

3. 灾害对儿童的心理有哪些影响?

（1）恐怖体验：灾害发生时听到的轰鸣声、看到的景象、身体受到的撞击和疼痛等通过五官感知到的体验。

（2）丧失体验：因为灾害，儿童失去重要的玩具、喜欢的物品、自己最亲的人，以及熟悉的生活环境。

（3）压力反应：因为灾害，造成灾后儿童出现奇怪的言行、遇事恐慌、过于害怕、出现反常情绪等。

4. 灾后如何促进儿童适应新的生活环境?

（1）消除环境中可能引起儿童紧张不安的因素，保护儿童隐私，尽可能为儿童营造良好的睡眠环境。

（2）父母或亲人更多地陪伴在儿童的身边，特别是夜间，避免儿童独处。

（3）提供一些缓解或消除压力的场所和机会。

（4）保持新环境卫生，如通风换气、合适的温/湿度控制、良好照明，消除或减轻异味和噪声污染。

（5）指导儿童洗手、漱口、洗澡，以保持个人卫生。

5. 灾后儿童心理干预的要点有哪些?

（1）幼儿（1～3岁）：①通过身体接触、稳定的日常生活为幼儿提供安全感。②利用玩具和绘画等工具，帮助儿童表达自己的情绪，理解自己的感受。③家长的情绪稳定对幼儿具有重要影响。

（2）学龄前儿童(3～6岁)：①用简单易懂的语言解释灾害发生的原因和影响，鼓励儿童表达自己的感受，并提供积极的反馈。②通过小组活动，鼓励儿童分享经历和感受。③保持规律的作息时间和预先告知可能的变化，减少不确定性带来的焦虑。

（3）学龄期儿童(6～12岁)：①帮助学龄期儿童理解灾害是外部事件，教导学龄期儿童如何识别和管理自己的情绪。②让学龄期儿童参与一些决策过程，增加他们的控制感和责任感。③建立学龄期儿童支持小组，让他们在有相似经历的同伴中找到共鸣和支持。

（4）青春期儿童(12～18岁)：①鼓励他们参与社区服务，帮助他们看到自己的能力和未来的可能性。②提供适当的心理咨询和支持，帮助他们探索和处理更复杂的情绪问题。

6. 灾后对儿童实施紧急心理援助的注意事项有哪些?

（1）保证儿童睡眠和饮食规律，鼓励亲人增加陪伴时间，引导儿童表达内心的感受，通过父母共同参与游戏来减轻儿童因为灾害造成的恐惧心理。

（2）经历灾害后儿童可能会反复诉说灾害情景，家人应耐心倾听，鼓励孩子表达内心的恐惧，利用孩子平时感兴趣的活动来分散或减轻其因灾害造成的恐惧心理。

（3）灾后儿童可能会出现回避、不愿出门等情况，家人应充分理解并给予积极引导。

如何通过游戏改善儿童的心理问题？

（1）游戏能帮助儿童宣泄和表达自己的情感，有利于缓解灾害给儿童带来的创伤。如果儿童在游戏中出现破坏用物或伤害他人的行为，不应强行制止，也不要责骂，应尽可能为儿童提供能宣泄压力的环境，或引导其玩积木、布娃娃或画图等不易造成破坏的游戏。

（2）无须强迫儿童宣泄和释放压力，年龄大的儿童可通过讲故事或聊天与他人分享自己的经历，或者通过写日记和绘画使情感得到表达。

（3）当父母忙于灾后重建、与儿童相处时间减少时，可考虑集体游戏和活动，且最好有志愿者、保育员或专业人士参加。

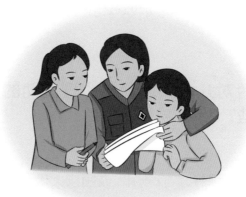

 如何通过家庭和社会支持改善儿童的心理问题？

（1）家庭安定是儿童安心的基础。对于儿童，最重要的是父母在其身旁，让其安心。灾后有些儿童会缠着父母和成人，出现依赖和撒娇的情形。父母和成人要理解儿童的心情,尽可能满足儿童的需求,给予儿童更多的安全感。

（2）灾害发生后,学校咨询中心要随时准备为儿童提供必要的心理辅导。

📖 **拓展阅读**

重视灾害中儿童营养不良问题

灾害中儿童一旦出现营养不良,可以大大增加儿童的死亡率。在灾害恢复阶段,为儿童提供充足的食物以满足其营养需要,可以有效预防营养不良的发生。营养状况直接影响灾害中儿童对感染性疾病的抵抗力和发生感染性疾病的严重程度。

◇◇ 灾害知识知多少 ◇◇

（张建荣）

第三节　灾后对老年人群的照护

案例导入 >>>

2023 年 7 月,重庆市万州区遭受暴雨袭击。一位救援人员透露,他们成功解救出多名被困者,其中大多数是老年人。

对于老年人这一特殊人群,灾害发生后,应如何进行自救与互救?

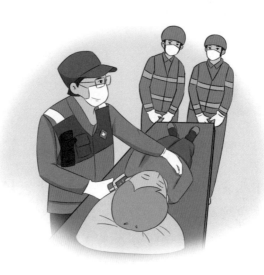

 灾后老年人群的特征有哪些?

灾害发生后,老年人群的特征主要体现在心理和生理两个方面,包括对环境的适应、心理应激反应,以及生理健康的变化。灾后相关疾病多于灾后 4 周内发生,死亡多发生在灾后 3~6 周,1 周内以外伤为主,2~3 周以高龄老年人肺炎为主,主要归因于环境寒冷、集体居住生活不便、营养不良等因素。

 灾后老年人如何进行自救与互救?

(1)灾害发生时,老年人应选择恰当的逃生方式,以降低灾害对个体造成伤害的可能性。

（2）灾害发生后，老年人应第一时间进行安全转移，积极关注自己的任何不适症状，如心绞痛发作时立即停止活动，坐下或躺下休息，保持安静，舌下含服硝酸甘油，若症状持续不缓解，应立即寻求急救帮助。

（3）发现他人遇险时，首先要保持冷静，观察周围环境，判断是否有可能造成二次伤害，尽快求助。

 ## 灾后如何与老年人进行有效沟通？

与老年人进行语言沟通时，要尊重并接受老年人喜欢发问、表达重复的语言沟通特点，耐心并酌情采用有效的沟通方法，语句简短、语速放慢、咬字清楚及酌情重复，积极予以耐心应答。对失语老年人，可用敲打物品的回应方式；对识字老年人，可结合书写方式，也可运用简明的图表或图片；对因认知障碍而无法顺利沟通的老年人，可通过触摸、身体姿势、倾听与眼神交流进行非语言沟通，最易被接受的触摸部位是手，一般不宜触摸头部。

 ## 灾后如何对老年人进行衣着指导？

老年人的服装以纯棉织品为宜。灾后伴随着环境的变化，要特别注意老年人的衣着保暖，同时不宜选用太重的材质，以免影响老年人活动。衣服容易穿脱对于老年人来说是非常重要的，可在拉链上留有指环以便拉动。上衣多以前开襟为主，减少纽扣的使用。老年人平衡感降低,应避免穿过长的裙子或裤子,以免被绊倒。衣服要合身,但不能过紧,更不要压迫胸部,须严格考虑老年人衣服款式的安全性。

5. 灾后如何对老年人进行药物管理?

(1)老年人用药原则为受益原则、5 种药物原则、小剂量原则、择时原则、暂停用药原则及缓慢科学减药原则,即老年人用药要有明确的适应证,且用药的受益/危险大于1,药物疗效确切且毒副作用小。

(2)可单用药物时,绝不联用多种药物,用药种类尽量简单,最好在 5 种以下,治疗时分轻重缓急,注意药物间潜在的相互作用。

(3)老年人用药量遵循从小剂量开始逐渐达到适宜个体的最佳剂量原则。减药要谨遵医嘱,一次不可减太多,减药要缓慢。怀疑出现药物不良反应时,要停药一段时间。老年人用药期间,应密切观察,一旦出现新的症状,包括躯体、认知或情感方面的症状,都应考虑药物不良反应或病情进展。老年人出现新症状时,停药受益明显多于加药受益,所以暂停用药原则作为现代老年病学中最简单、最有效的干预措施之一,值得高度重视。

6. 灾后如何对老年人开展营养管理?

营养不良是灾后老年人死亡的独立危险因素,对健康老年人推荐每日能量摄入量为 30kcal/kg,蛋白质至少为 1g/kg,膳食纤维至少25g,注意补充微量营养素。除特殊情况外,老年女性每天应至少饮入 1.6L 液体,老年男性每天应至少饮入 2.0L 液体。灾后营养不良问题经充分的营养支持是可以得到纠正的,可向老年人提供营养教育,提高其对营养问题的认识,也可提供强化食品(普通食品中加入某些缺乏或需要特别增加的营养素),促进和保证老年人足量的膳食摄入。

 ## 灾后如何应对老年人的心理问题?

灾害中强烈的精神刺激会导致老年人出现精神应激反应,如易疲劳、失眠、易怒、焦虑、淡漠、迟钝等。精神刺激和恐惧可使老年人原有的基础疾病加重,甚至导致猝死。老年人在灾难刚发生后常见的心理特征有否认、焦虑、抑郁、行为退化、害怕黑暗、难以入睡等,对音量高的噪声更为敏感,常想起过往的创伤记忆。灾后对老年人应倾听其心声,表达充分的关注、关心、理解和支持,让老年人感到他们并不孤单。同时,老年人通过相互之间的情感交流,也可有效减轻由灾害带来的心理压力。

 ## 灾后如何对老年人进行活动指导?

灾后应创造机会让老年人活动身体,根据老年人自身的特点制订能发挥其主观能动性的计划,尽量让他们做一些力所能及的事情。活动时,应注意老年人的安全,预防跌倒;老年人的活动强度应根据个人能力及身体状态来选择,可通过监测其心率变化来调控和选择运动量。饭后不宜立即运动,注意气候变化,夏季要防止中暑,冬季要预防感冒。突发急性疾病时,如出现心绞痛或呼吸困难,应立即暂停活动。

📖 拓展阅读

预防老年人跌倒的智能化措施

随着信息技术及人工智能的发展,对老年人跌倒预防管理也趋向智能化和信息化,各种应用(APP)、可穿戴设备等智能化手段已在老年人跌倒预防中应用。例如,集成智能手机和智能鞋的跌倒预测系统,基于步态分析的跌倒检测系统。再如防跌倒智能裤,当老年人下肢关节出现明显的不稳定时,智能裤会发出失衡预警。社区医务工作者可指导老年人及其照顾者掌握相关应用及设备的使用方法,宣传、普及智能化技术的应用价值。

◇◆◇ 灾害知识知多少 ◇◆◇

(李 波)

第四节　灾后对慢性病人群的照护

案例导入 >>>

2013 年,四川省雅安市芦山县发生 7 级地震,造成大量房屋倒塌及人员伤亡,受灾情况严重。这次灾害不仅给受灾群众带来直接的身体伤害,还可能因精神创伤、心理压力、药物获取困难、恶劣的环境条件及食物和水资源的短缺,导致慢性病病人的病情恶化。

灾后慢性病病人病情恶化的原因有哪些?临床表现有哪些?

灾后慢性病病人病情恶化的原因有哪些?

(1)药物中断:灾害发生后,病人及其家属多因急于逃生或抢救财物而遗忘药品,以及因灾害打击而忘记服药;因道路长时间中断等原因,无法购买日常用药;灾难发生后当地的医疗机构损失严重,不能满足当地受灾群众的基本药物需求等。

(2)生活环境及生活习惯的改变:灾害破坏了人与生活环境之间的生态平衡。例如,地震后,常伴有地区降温或雨水大量增加,气候潮湿,再加上基本的饮食和住宿难以保障,导致慢性病病人病情的恶化。

(3)精神紧张和心理压力重:因灾害发生后带来的各种损失,以及担心灾害的二次发生,加剧了受灾地区病人的精神和心理压力,导致其原有病情加重。

(4)食物和水资源的短缺:因灾害导致当地的食物供应、水电供应等受到影响,导致受灾地区的病人无法获取充足的食物和水。

灾后慢性病病人病情恶化有哪些表现?

(1)灾后慢性呼吸系统疾病病人出现以下症状应考虑疾病恶化:①呼吸困难,呼吸急促、气喘,甚至出现窒息感。②咳嗽、咳痰,咳嗽可能加剧,伴有大量浓稠痰液,可能带有血丝,甚至难以排出。

③胸闷、胸痛，胸部出现不适、紧迫感或疼痛。④发热，有时候急性发作会伴随发热，提示可能有炎症。⑤焦虑和烦躁，由于呼吸困难和其他症状的加重，可能导致焦虑和烦躁。

（2）灾后心血管疾病病人出现以下情况可能是发生了心力衰竭：①呼吸困难，即使在安静休息状态下，也会感到呼吸急促，躺下时更加明显。可能需要坐起或使用多个枕头垫高头部才能呼吸得更舒服。②心跳加速或不规律，感觉心脏跳动异常。③异常疲惫，进行日常轻微活动时感到过度疲劳，比平时容易累。④四肢或腹部肿胀，因为心脏泵血功能减弱，体内液体积聚，导致手、脚尤其脚踝肿胀，有时腹部也会出现肿胀。⑤持续咳嗽，咳嗽可能伴有白色或粉红色泡沫痰。⑥食欲下降或感到恶心，可能会感到胃部不适，没有食欲，有时可能伴有恶心。

（3）灾后糖尿病病人出现以下情况可能提示病情恶化：①血糖控制不良，突然或持续较高的血糖值。②多尿、口渴、尿频，糖尿病病人常常出现这些典型症状，但如果这些症状加重或者突然出现，可能意味着病情恶化或并发症的发生。③疲劳、乏力，糖尿病病人病情恶化时，由于高血糖及代谢紊乱，可能会出现疲劳、乏力等症状。④深长呼吸，严重的高血糖状态下，机体为了排出多余的酮体，呼吸可能会变得深而急促，伴有烂苹果的气味，表明可能已经出现糖尿病酮症酸中毒，病情严重，应立即就医。⑤视物模糊、意识状态改变，在严重低血糖情况下，病人可能会出现视物模糊，甚至出现意识丧失、昏迷等症状。如病人出现昏迷或意识丧失，应立即就医。

3. 灾后如何维持慢性病病人的治疗？

（1）持续用药：确保病人能够持续获得所需的药物。慢性病病人应常随身携带可维持 1 周的药物,以应对紧急情况的发生;或者通过各种渠道如救援机构或慈善组织获得药物补给。

（2）营养和饮食:确保病人能够获得适当的营养和饮食,特别是对于糖尿病、高血压等慢性病病人。指导病人如何在有限的条件下保持健康饮食,或者提供食品补给。

（3）心理支持:提供心理支持和心理健康服务,包括心理咨询、心理治疗或者通过心理支持小组进行干预。

（4）康复和运动:对于适宜的病人,鼓励他们进行适当的康复和运动,以维持身体功能和健康。

4. 如何指导慢性病病人及其家属适应生存环境的变化?

（1）注意防寒,预防感冒:告知病人主动采取预防和控制感冒的措施,如戴口罩、勤洗手、勤漱口等;若天气炎热,则应告知病人避免中暑。

（2）保持生活规律:为了适应灾后环境,告知病人应逐渐恢复规律的生活。

（3）指导病人进行日常生活活动:如行走、搬运日常生活物资等,但应避免过度活动。

（4）强调自我管理:向病人强调自我管理的重要性,包括药物管理、饮食控制、锻炼和症状监测等,以帮助他们建立并坚持健康的生活方式及习惯,以降低慢性病恶化的风险。

（5）提供心理支持:帮助病人及其家属应对可能的压力、焦虑和情绪波动。

5. 慢性病病人及其家属应对紧急情况的策略有哪些?

（1）准备有病人信息的信息卡：随身携带，确保卡上包含病人的姓名、联系人姓名和电话、疾病名称、治疗药物和诊治医院等重要信息，以便在紧急情况下提供给医护人员参考。

（2）学习应对紧急情况的方法：家属应学习识别、判断和处理病人可能出现的疾病危机和紧急情况，如突发心绞痛、呼吸困难、意识丧失等，掌握相应的应对方法。

（3）掌握急救技能和药品使用：家属应接受基本急救培训，掌握心肺复苏、止血、急救药物使用等技能，同时了解病人所需药品的配备、保管和使用方法，以确保在紧急情况下能够有效应对。

（4）了解急救途径：熟悉当地医院急诊部门和急救服务电话（如"120"），以便在发生紧急情况时，能够迅速就近就医或呼叫急救服务。

（5）借助他人的帮助：在紧急情况下，家属应学会寻求周围人的帮助，并指导他人如何协助病人，如拨打急救电话、提供紧急药物等，最大限度地保障病人的安全。

📖 拓展阅读

我国慢性病的现状

在过去的 20 年里，中国的慢性病负担以惊人的速度增长，其发病率、致残率、致死率持续走高，据统计，慢性病导致的疾病负担占总的疾病负担的 70%，导致的死亡人数占我国总死亡人数的 86.6%，为我国医疗卫生资源带来了沉重负担。党的二十大提出，要"坚持预防为主，加强重大慢性病健康管理，提高基层防病治病和健康管理能力"。目前，我国积极发展慢性病全流程健康管理服务，慢性病防控取得积极进展，逐步构建起了政府主导、部门协同、全民参与的慢性病综合防治工作新格局。

◇◇ 灾害知识知多少 ◇◇

（李　丽　胡晋平）

第五节　灾后对残疾人群体的照护

案例导入 >>>

2013 年，联合国国际减灾战略在日内瓦发布对来自 126 个国家约 5 500 名残疾人受访者的调查结果：只有 10% 的受访者知道他们所在的城镇或社区有灾害应急计划和场所；71% 的受访者称自己没有灾害防范计划；31% 的受访者表示会有人帮助他们撤离；另外 13% 的人则无依无靠。

残疾人群体容易受到哪些自然灾害威胁？残疾人群体面对灾害时如何自救与互救？

发生灾害时残疾人群体如何自救与互救?

（1）丧失语言功能者：①吹哨子或猛击面盆、饭盒、茶缸等，向周围发出求救信号。②用手电筒、镜子反射光等方法，向人们发出求救信号，不断重复。③被大火困在楼上时可采用抛掷软物，例如毛巾、手套、手绢、碎纸屑等物，向地面发出求救信号。

（2）肢体残疾者：地震时坐在轮椅上或无法趴下时可压低头部，护住颈部，尽量压低身体贴近地面。

（3）视力障碍者：遇到火灾时，如果室内逃生路线畅通，应迅速离开屋内，关闭入户房门，按照盲文引导牌指示方向，沿疏散楼梯逃生。如果逃生路线被大火阻隔，做好防护，等待救援。

（4）信息传递法：在手机设置两个以上紧急求救电话，可拨打紧急求助电话呼救。

（5）日常准备防烟逃生面罩/应急手电等：如果发生险情或火灾，及时戴上防烟逃生面罩，可为救援提供一些时间。

（6）危急情况下，在有足够能力时，残疾人群体可向其他人提供帮助。

灾害救援时与语言障碍者的沟通方式有哪些?

（1）建立并保持良好的目光接触；尽力营造平静、安全的氛围；使用直观的手语（是、否、冷静、来、待在那里）；指向身体部位（手臂、腿、头、胃等）以找出受灾残疾人可能受伤的部位。说话缓慢而清晰，避免大声喊叫。

（2）无法直接与受灾残疾人交谈时，尝试写下来（准备好笔和纸），使用带有手语字母图片的明信片、手机或平板电脑等。

（3）学习手语的基本短语，如"你听不到吗？""你还好吗？""你需要手语翻译吗？"条件允许时，可安排远程视频翻译。

3. 如何帮助残疾人群体尽快脱离灾害现场？

保证足够的预警时间、恰当的沟通、更方便的疏散通道、社区高度重视、邻里之间要考虑彼此的需求，认识到灾害来临时身体障碍给他们带来的困难；撤离时要有轮椅通道，所有应急避难场所需要提供电力等。

4. 救助受灾残疾人群体时容易忽视哪些问题？

（1）缺乏对残疾人的特殊引导与保障措施。

（2）灾害救助人员很少接受过残疾人救援知识培训。

（3）特种残疾辅助用具未经过审核。

（4）庇护所不能满足残疾人的基本生活与医疗需要。

（5）很少允许残疾人群体参与灾害救护工作。

视力残疾和听力残疾人员的灾后救护要点有哪些?

（1）关注视力残疾和听力残疾人员的需求，包括医疗保健和康复服务、住所和基本物资。

（2）对视力残疾人员，应减少跌倒风险的因素，在床边、就餐区、卫生间等跌倒高危区域放置防跌倒警示标识，将日常用物放在方便取用位置。

（3）建议听力残疾人员的救灾指挥者和手语翻译人员具备听力残疾心理急救的基本知识，并在救灾期间使用合格的手语翻译。

（4）注意保护隐私。

（5）提供基于社区的教育计划，以帮助视力残疾和听力残疾人员了解救灾信息。

（6）在救灾过程中，社会工作者和手语翻译人员应寻求监督和自我照顾，以减少患创伤后应激障碍的风险。

 灾后残疾人群体日常康复包括哪些内容?

（1）精神残疾者：①服药训练，养成独立服药习惯；进行服药训练，学习掌握复发先兆、预防与应对复发的措施。②躯体管理训练，慢跑、快走、打太极、乒乓球等。③生活技能训练，保持个人卫生，作息规律。④社交能力训练，心理治疗和康复训练。

（2）肢体残疾者：①卧床期间训练（卧姿训练），翻身训练、伸髋训练；抱膝运动、双手叉握活动、活动四肢关节，肌肉训练；坐起与坐稳训练；上肢偏瘫训练。②生活能力训练，包括但不限于穿衣训练、洗漱训练、进食训练及大小便训练。

📖 **拓展阅读**

残疾人群体灾害救护工作要点

从残疾人的角度确定需求，为残疾人改造庇护所，特别是浴室和厕所。考虑紧急疏散的必要设施，包括拆除建筑障碍，并考虑优先加装用于运送残疾人的特殊电梯。

◇ 灾害知识知多少 ◇

（周晓华）

第九章

灾后卫生防疫

第一节　灾后传染病预防与控制

案例导入 >>>

　　1987年7月，孟加拉国首都达卡市及其附近，发生了特大暴风雨，这是孟加拉国几十年来最严重的洪灾。更为可怕的是，在洪水还未消退时，各种传染病就在难民集中地区传播开来。

　　为什么说灾后有大疫？如何预防灾后传染病的发生？

为什么自然灾害发生后会出现传染病？

　　食物短缺与污染、饮用水供应系统被破坏、燃料短缺、水体污染、居住条件被破坏、人口迁徙和公共卫生设施被破坏，都是自然灾害发生后常见的卫生问题。这些问题可能引发食物中毒、水源性疾病、肠道传染病、虫媒传染病等多种疾病。此外，灾区人口迁徙和公共卫生设施被破坏也可能导致新的传染病流行。

灾后传染病常见的传播途径有哪些？

　　灾后传染病常见的传播途径包括粪-口传播、接触传播、呼吸道传播、飞沫传播和生物媒介传播等多种方式。粪－口传播常见于水源、食品等被污染引起的疾病，如手足口病、痢疾等。接触传播是指通过直接或间接接触病人或共用物品传播，如足癣、脓疱疮等。飞沫传播是通过病人咳嗽、打喷嚏时释放的飞沫传播疾病，如流行性感冒。生物媒介传播则是通过昆虫或动物传播疾病，如蚊子传播疟疾、蝇类传播肠道传染病等。

3. 如何切断传播途径？

防控传染病流行最有效的措施就是切断传播途径，依据不同的传播途径采取不同的措施，主要措施包括隔离和消毒。隔离是指将病人或病原携带者妥善安排在传染病医院或感染科，暂时避免与健康人或非传染病病人接触，便于治疗和护理。消毒是指对具有传染性的分泌物、排泄物、用具等进行处理，以清除或杀灭传播媒介上病原微生物，使其达到无害化。

4. 灾后如何保护饮用水源？

（1）设立警示牌：在河流取水口周围、饮用水水源地周边的道路或航道的进入点设立警示牌。

（2）清除污染源：清除取水口周围粪便、污水与垃圾等污染物，确保1 000m内没有工业污染源等潜在风险源。

（3）建设截污工程：在河流和坑塘周围设置排污通道和排水沟，防止废水污染水源地。

（4）强化环境监管和隐患排查：加强对水源地周边的环保监测，排查和整治可能产生的环境安全隐患。

5. 灾后如何预防虫媒传染病？

采取灭蚊、防蚊和预防接种为主的综合措施预防虫媒传染病。

（1）清扫卫生死角，疏通下水道，喷洒杀虫药水。

（2）夜间睡觉挂蚊帐，露宿或夜间野外劳作时使用驱蚊药，在裸露皮肤处涂抹防蚊油。

（3）将临时居所建在地势较高、干燥、向阳地带，四周挖防鼠沟，保持一定坡度。

（4）圈养动物时，将动物粪便、尿液经消毒后集中处理；与动物接触时，注意防止被抓伤或咬伤，接触后应洗手。避免接触动物的排泄物。

6. 灾后如何预防呼吸道传染病？

（1）保持个人卫生习惯：不随地吐痰，勤洗手。

（2）室内清洁和通风：每天开窗换气2次，每次约30分钟。

（3）避免与病人接触：疾病流行季节在拥挤场所佩戴口罩。

（4）增强抵抗力：加强体育锻炼和户外活动，平衡饮食，保障充足休息。

（5）疫苗接种：接种疫苗，如流感、麻疹、风疹等疫苗。

（6）及时就医：出现发热、头痛等症状时，及时就医。

7. 灾后预防呼吸道传染病，佩戴口罩很重要，如何选择口罩呢？

按照对佩戴者自身的防护能力优先级排名（从高到低）：N95 口罩、医用外科口罩、一次性使用医用口罩。呼吸道传染病病人或有呼吸道传染病症状者，建议佩戴 N95 或 KN95 等颗粒物防护口罩（无呼吸阀）或医用防护口罩。其他人员，建议佩戴一次性使用医用口罩或医用外科口罩。患有呼吸道传染病的儿童或有呼吸道传染病症状的儿童，建议选用儿童防护口罩，其他儿童建议选用儿童卫生口罩。

📖 **拓展阅读**

正确的洗手方法

请记住这个口诀：内、外、夹、弓、大、立、腕。

（1）内：洗手掌。掌心相对，手指并拢，然后相互揉搓。

（2）外：洗背侧。一手掌心叠于另一手手背上，手指交叉，沿指缝相互揉搓，双手交换进行。

（3）夹：洗掌侧。掌心相对，手指交叉，沿指缝相互揉搓。

（4）弓：洗指背。弯曲各手指关节，半握拳把指背放在另一手掌中进行揉搓，双手交换进行。

（5）大：洗拇指。一只手握另一手拇指旋转揉搓，双手交换进行。

（6）立：洗指尖。弯曲一手的指关节，指尖合拢，然后放在另一手掌中旋转揉搓，双手交换进行。

（7）腕：洗手腕。一只手握住另一手手腕处旋转揉搓，双手交换进行。

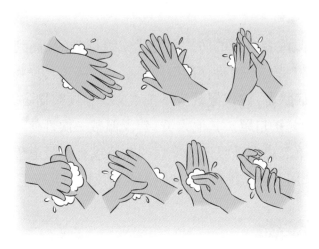

◇◇ 灾害知识知多少 ◇◇

（王洪艳）

第二节　灾后营养支持

案例导入 >>>

2021 年 7 月，某地遭遇历史罕见特大暴雨，导致严重城市内涝，食物供应体系遭到严重破坏，给民众生产、生活带来极大影响。灾区灾后的营养与食品卫生是救灾防病工作的重要组成部分。

什么是灾后营养不良？应如何进行灾后营养支持？

什么是灾后营养不良？

灾后营养不良是指灾害后食物断供或短缺，并由于断水、断电，无法正常饮食，导致灾区居民出现饥饿和急性营养不良。灾民中婴幼儿、孕妇、病人和老年人作为抵抗能力较弱的群体，营养不良问题尤为严重。

灾后营养干预包括哪些阶段？

根据灾害的特点和要求，灾后营养干预通常分为3个关键时期：

（1）特急期：灾害发生后3天。

（2）应急期：灾害发生3天后至1个月。

（3）重建期：灾害发生后1～3个月或经过数月或数年的一段时期。

灾后特急期不同人群的营养需求特点是什么？

（1）救援人员：到达灾害现场后必须快速开展工作，情况紧急、任务繁重，常常没有就餐时间和条件。因此，提供方便食用且含有充足能量和营养素的快餐式食物，对保持救援人员体能状态、保障救援工作圆满完成至关重要。

（2）伤员：除遭受机体伤害外，还面临不同程度的心理应激，分解代谢大于合成代谢，应尽可能保障基本的能量和必需营养素的供应，以增强伤员的抵抗力和耐力，有利于后续的诊治。

（3）灾民：为灾民提供基本食品和饮用水，保证能量及必需营养素的摄入。

4. 灾后应急期不同人群的营养需求特点是什么？

（1）救援人员：经过前期持续、高强度的劳动，灾后应急期救援人员身心处于疲惫状态，能量和营养素被大量消耗，食欲往往较差。这一阶段，救援工作逐渐走上正轨，有比较充裕的时间回到基地就餐，应尽可能供应营养均衡、味道可口、容易消化的家常热食，以满足救援人员营养需要、恢复体力和缓解精神压力。

（2）伤员：经过紧急救援，此时处于常规的治疗阶段，但前期的饥饿、失水和伤病，以及紧张、悲恸和惊恐等心理状态导致的应激反应，使机体内激素发生明显变化，伤员消化功能下降，食欲欠佳，需要较多的能量和营养素；对由于伤情不能经口进食的重伤员，需要及时进行肠内或肠外营养支持治疗。

（3）灾民：多被安置在集中安置点，具备基本生活条件，食品供应可以由灾区安置点统一提供或由灾民自己制作。安置点人口密集，食品加工和就餐条件简陋，易出现安全卫生隐患。此期重点是在保证居民基本蛋白质和微量营养素的基础上，加强食品安全管理，尽早恢复灾民自然膳食的供应。

灾害期间灾区救援人员及灾民如何合理选择食物?

（1）保证食品卫生，不吃生冷食品，加工食品要烧熟煮透。

（2）确保足量饮水，成人每天至少需要1 500ml（7～8杯）饮用水。

（3）膳食结构合理，食物多样化，保证充足的能量和营养素。

（4）条件限制情况下，优先选择营养强化食品。在食物种类单一的情况下，可选择复合营养素补充剂。

 灾害期间推荐摄入的食品种类有哪些?

基本食物包括谷类食物、豆类食物和食用油，确保充足的谷类食物供应，保证能量供应，补充维生素；食用富含能量、蛋白质和微量元素的食物。

 灾害期间的食品供应应注意什么?

（1）灾害初期，优先提供易于保存、能量密度高和营养强化食品；灾害过渡期，及时提供新鲜的蔬菜、水果、肉类和蛋类等。

（2）食物分配要优先满足儿童、孕妇、哺乳期妇女、老年人等特殊人群的营养需要。

（3）保障特殊人群的食物供给。①对0～6月龄的婴儿，保护、支持和促进纯母乳喂养，在无法进行母乳喂养或母乳不够的情况下，选择适宜的婴儿配方奶粉；②对 6 个月以上的婴儿，及时、合理添加适宜的营养辅食；③对儿童和青少年，要保证足够的能量和蛋白质摄入；④对孕妇和哺乳期妇女，应提供强化食品和复合营养素补充剂，以保证足够的微量营养素摄入。

8. 灾后为什么易出现食品安全问题？

（1）食物资源严重缺乏；变质和受污染的食品亟待销毁；须防止现有食物和援救食物的污染、变质。

（2）食品供给缺乏安全保障，食品来源广、途径杂、储存条件有限，易受到污染。

（3）灾民生活环境及条件恶劣，缺乏安全、清洁的饮用水，缺乏食品卫生知识和健康防病知识，缺乏基本的食物烹调和储存条件。

（4）灾区食品卫生监管体系不健全。

9. 灾后怎样预防食源性疾病的发生？

（1）饮食新鲜、卫生：尽可能选择新鲜的食品，饭菜尽量现做现吃；不食用病死及死因不明动物的肉、腐败变质及过期的食品；生食水果、蔬菜时，应清洗干净后食用。

（2）保持水源安全、清洁：对水源进行保护，不喝生水。

（3）保持食品容器清洁：食品容器使用后要洗净、消毒，保持饮食环境清洁。

（4）食物储存得当：保持食物新鲜，避免污染；注意防尘、防蝇、防鼠、防虫及霉变。

（5）注意个人卫生：饭前、便后洗手。不在公共水源处进行不卫生行为，如大小便、洗浴等。

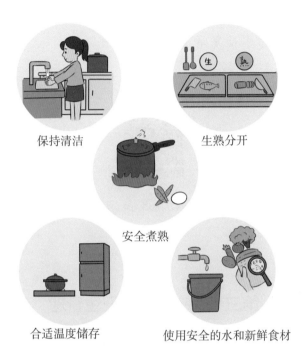

保持清洁　　　　　　生熟分开

安全煮熟

合适温度储存　　　使用安全的水和新鲜食材

（6）避免与腹泻病人密切接触，不共用个人物品。

（7）落实食品从业人员的体检和健康教育。

📖 **拓展阅读**

受灾后食物的利用与处理

　　没有发生破损和渗漏的罐头可在彻底洗刷表面后，浸泡在含 200mg/L 有效氯的消毒液中消毒、冲洗、晾干后利用。桶装的啤酒、酱油、食醋等，可用清洗剂彻底刷洗表面后利用。食物没有受到灾害因素的影响或影响不大，其外包装和固有感官性状基本未变，经抽样检验合格后可供食用。受过水浸的叶菜类和根茎类农作物，只要没有腐烂，一般可用清洁水反复清洗多次后食用。

◇◆◇ 灾害知识知多少 ◇◆◇

（陈秋菊）

第三节　灾后公共卫生管理

案例导入 >>>

2023年7月，受台风影响，某市及周边地区出现灾害性特大暴雨，道路、桥梁、房屋、车辆等被大量冲毁，城乡道路、电力、供排水、通信等基础设施被大量损毁，造成了人员伤亡和巨大财产损失。

面对突发的自然灾害，灾后公共卫生问题有哪些？灾后现场处理原则是什么？

 灾后公共卫生问题有哪些？

（1）生活环境被破坏：人员伤亡、尸体堆积、粪便及垃圾堆积，污水排放系统被破坏,生活环境被污染,灾民安置拥挤、聚集,容易导致各种传染病暴发。

(2)水源污染:灾后供水、供电中断,水质恶化。

(3)食品污染:灾民缺乏洁净水和食品。

(4)病媒滋生:大量家禽、牲畜死亡,生活垃圾、粪便污染,加上废弃的猪圈、人群新产生的大量垃圾,造成灾区苍蝇密度极高。

(5)传染病流行和食物中毒暴发的威胁:食品、饮水、居住等都成为灾后突出的公共卫生问题,容易导致肠道传染病和食物中毒暴发,造成疫病发生和流行。

2. 灾后公共卫生事件的现场处理原则是什么?

(1)及时上报领导:突发公共卫生事件发生后,必须迅速、及时上报相关领导机构。按照《突发公共卫生事件应急条例》的要求,逐项报告。争取尽快协调、组织好各有关方面的力量,及时、果断地落实应急措施。

(2)立即抢救受害者:应立即使受害者脱离危险现场,尽快送往有关医院,及早抢救,使之尽早脱离危险。必要时,应立即隔离,以免病原体进一步扩散。

(3)迅速保护高危人群:对疑似受害者、受害者的密切接触者及其他有关的高危人群,应根据有关情况,采取相应的医学观察措施。

(4)尽快查明事故原因:查明原因是有效抢救、治疗、控制、预防的关键。查明事故原因的措施包括:①临床检查、化验和诊断;②流行病学调查;③现场环境调查和环境监测;④现场环境复原试验。

(5)清理现场:在现场调查和采样后,应立即清理现场。由于突发公共卫生事件的原因不同,扩散、传播的方式不同,其清理措施也就各不相同。总的说来,现场的清理主要包括杜绝污染源和切断传播途径。

灾后如何做好公共卫生管理?

(1)经水传播:若提示是可疑水污染,应停止饮用,要做到饮水或膳食制备用开水或消毒后的水,应特别注意消毒效果和过滤器的可靠性。

(2)经食物传播:若提示是可疑食物生物污染,要做到食用安全的听装或包装食品,散装食物做到烧熟、煮透,生熟分开,不吃未煮熟的食品,生吃蔬菜、水果要消毒、洗净。

(3)虫媒传播:若提示是可疑虫媒传播,要注意防止蚊虫叮咬,穿戴长袖套、鞋套,对暴露皮肤反复使用驱虫剂,挂蚊帐。

(4)直接接触传播:若提示是可疑接触传播,接触可疑病例和携带者后要洗手、消毒,若病原体也可通过空气传播,如某些肠道病毒,则须戴医用外科口罩。

(5)飞沫和气溶胶传播:若提示是可疑飞沫和气溶胶传播,要戴遮住半个面部的医用外科口罩(潮湿时无效)。对严重致病性病原体,要穿防护服和戴遮住整个面部的生物防护面罩,进行最安全的预防。

如何做好灾后环境卫生控制?

(1)开展环境卫生整治,做好环境消毒,消毒为辅,杀虫为主。

(2)做好简易厕所处理粪便。

(3)建立临时垃圾堆放点,垃圾集中焚烧后定期消毒。

（4）废墟消毒。

（5）处理动物圈养场。

（6）发动群众参与，组织群众轮流值班清扫、保洁和进行厕所卫生管理。

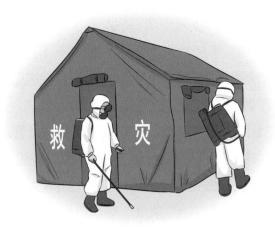

5. 如何做好灾后的杀虫工作?

灾区由于生活秩序的严重破坏，必然会出现到处是垃圾、粪便、污物的局面。这给苍蝇、蚊子及老鼠大量滋生提供了条件。

（1）发动群众，恢复卫生设施，如修建简单的厕所，指定垃圾堆放点，并及时清运和处理，最大限度地清除滋生地。

（2）超低容量的飞机喷洒杀虫药物，与清除滋生地结合起来效果较好。

（3）注意节约用药，同时对卫生人员尤其是防疫人员进行教育、培训。

（4）消毒、杀虫药物的使用是防疫人员必须掌握的技能。

6. 灾后如何做好生活居住环境卫生管理?

（1）选择安全和地势较高的地点，搭建帐篷等临时住所，先安置后完善。尽量选用轻质建材，房顶不压重物，防止倒塌伤人。临时住所要能遮风防雨、通风换气和夜间照明，防暑或防寒。灶具专人看管，以防火灾。注意环境卫生，不随地大小便和乱倒垃圾、污水，不饲养畜禽。

（2）做好厕所卫生和粪便处理。厕所应达到应急性、便利性和实用性的要求。做好卫生管理，定专人保洁。

（3）做好垃圾的收集和处理。做好垃圾收集站点管理，专人负责清扫、运输。根据灾民聚集点的实际情况，合理布设垃圾收集站点，按实际情况收集生活垃圾并做到日产日清。及时运出垃圾，选地势较高的地方堆肥处理，同时用药物消毒、杀虫。对传染性垃圾可用焚烧法处理。

（4）做好人畜尸体的处理。对正常死亡者的尸体，尽快运出火化。对甲、乙类传染病死亡者，做好卫生消毒，以最快速度运出火化。对环境清理中清出的家畜、家禽和其他动物尸体，应用漂白粉或生石灰处理后进行深埋。

（5）做好环境清理。组织群众清理室外环境，如整修道路、清除垃圾、修复厕所等卫生设施，进行环境消毒，控制疫病发生的危险因素等，使灾区的环境卫生短期恢复。对水淹地区原住房进行安全检查，确认其牢固性，必要时对房间的墙壁和地面进行消毒。

 7. 灾后如何做好群众的宣传教育工作?

在突发公共卫生事件的处置工作中，群众工作非常重要，是关系社会安定的大事。在群众的宣传教育方面，主要开展两方面的工作：一是宣传、解释有关情况和应急措施的目的；二是向群众宣讲相关的预防措施和卫生习惯。例如，佩戴口罩等防护措施的正确做法；突遇污染气体泄漏事件，不应往下风侧逃避，应先往旁风侧再往上风侧逃避、转移；突发公共卫生事件后，如何处置有毒食品等。

📖 **拓展阅读**

防止地震后错误信息扩散的沟通指南

2022 年 2 月 25 日，瑞士地震局联合苏黎世联邦理工学院、剑桥大学、美国地质调查局等机构发布了《防止地震后错误信息扩散的沟通指南》，就如何预防和防止地震后错误信息的扩散提供了一般性建议。指南概述了何时可以获得不同类型的地震信息，以及如何在整个地震周期的各个阶段对信息扩散进行战略规划，以期为地震行业从事地震信息传播的工作人员提供信息参考。

◈ 灾害知识知多少 ◈

（项雪莲）

参考文献

[1] 桂莉,金静芬.急危重症护理学[M].5版.北京:人民卫生出版社,2022.

[2] 胡少华."救"在你身边——灾害救援科普手册[M].合肥:安徽大学出版社,2021.

[3] 胡秀英,肖惠敏.老年护理学[M].5版.北京:人民卫生出版社,2022.

[4] 李珂,刘友江,陈池来.化学毒剂探测技术发展现状[J].分析测试学报,2021,40(04):440-447.

[5] 刘哲宁,杨芳宇.精神科护理学[M].5版.北京:人民卫生出版社,2022.

[6] 苏旭,孙全富.核或辐射突发事件卫生应急准备与响应[M].北京:人民卫生出版社,2022.

[7] 孙丽媛.应急与灾害护理[M].北京:北京大学医学出版社,2022.

[8] 王芳.急救护理学[M].北京:人民卫生出版社,2021.

[9] 尤黎明,吴瑛.内科护理学[M].7版.北京:人民卫生出版社,2022.

[10] 张亚如,夏炎.化学武器知多少——化学毒剂的基本介绍及其去污技术的发展[J].大学化学,2021,36(02):57-65.

55